あなたの　ままで、大丈夫。

精神科医が教える自分で自分をケアする方法

精神科医・医学博士
増田史

イラスト
矢部太郎

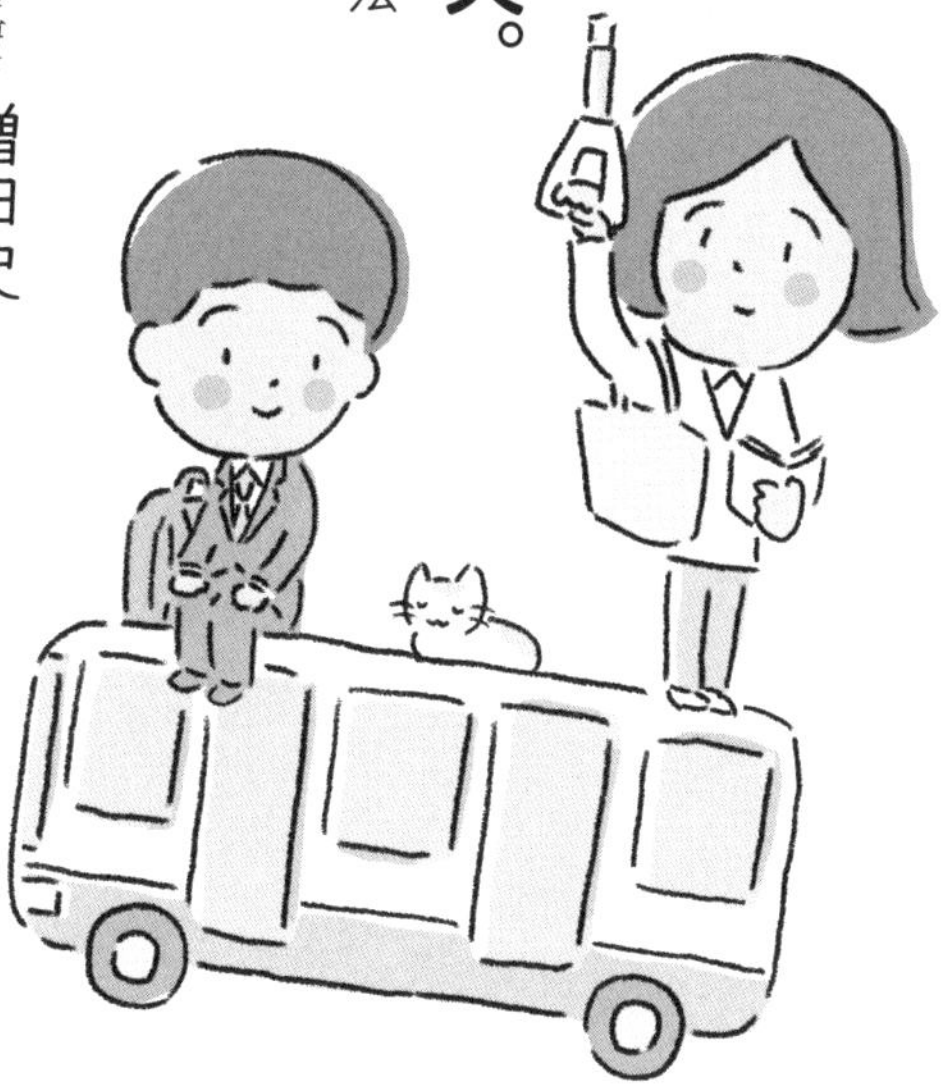

主婦と生活社

もうすこしだけ〝マシ〟に生きたいあなたへ。

目が覚めたら私はいなくなっていますように。
誰にも気づかれずに中身が入れ替わっていますように。
もうこの「私」は金輪際《こんりんざい》、目が覚めませんように。

日々生きることがあまり上手ではなかった私は、中学生くらいの頃、毎晩こう願っていました。
それでも翌日やっぱり「私」のまま目が覚めて、なんとなく生きている。

成人し、社会人となり、母となった今では、その願いの切迫感はかなり減弱しましたが、疲れてくると感覚がよみがえる程度には残っています。

結局、〝明日になったら脳がほかの人にそっくり入れ替わっている〟という可能性は極めて低い以上、私たちは「自分」というものをどうしても引き受けないといけないし、自分から逃げることはできません。

あり得ない夢想に飽きてきた頃から、だんだんとそのことに気づくようになりました。

「あなたのまま」「ありのまま」はやさしい言葉に聞こえますが、実は相当の覚悟と深いあきらめをこめた言葉です。

逃げられないものから逃げようとすると、反動をつけてすぐに追いかけられ、追いつかれてしまいます。

逃げられないものにフタをしようとすると、必ず何か別のかたちで、ヒビ割れからそれらがドロリと出てきます。

何も考えず放っておくと、すぐに自分から逃げたくなったり、フタをしたくなったりするのですが、実は一番傷が小さくすむのが、おそらく〝ありのままを直視〟することなのです。


ここはまるっと自分のまま受け止めて、この世をなるべく〝マシ〟に生きていく作戦を立てたほうがよさそうです。

若いときは逃げたり戦ったりする体力がありましたが、そろそろ無理も利きませんので、なるべく体力を使わないかたちで理性的に〝マシ〟を目指したいところです。

そのための「今のままの自分を守る方法」を、一緒に見つけていこうというのが、本書の目的です。

テンションが低いまま中学時代をすごした私は、大きくなって精神科医になりました。家が医者というわけでもなく、精神科医になろうと思って医学部に入ったわけでもないのですが、精神科の実習で脳と心の不可思議さに衝撃を受け、さらに自分の中にあった精神疾患への偏見（スティグマ）に強く恥じ入り反省したことを機に、精神科を専門にすることにしました。

でも、精神科医になっても自分のことはわからないものです。「早く一人前にならないといけない、早く周りに認められないといけない」と思い、自分なりに一生懸命やっていたのですが、だんだんものを考えようとすると、何かに邪魔されてぶつかる感覚がするようになっていきました。

朝から「しんどい」という気持ちがさざ波のようにゆらめき、職場の駐車場に停めた車から、外になかなか出られなくなっていきました。

そのうち「死にたい」という鉛のように重たい気持ちの塊が体を厚くまとうようになり、それを必死にかき分けながら生活するようになりました。

それでも仕事をしているときだけは、それなりに集中できていたのですが、それもいよいよ怪しくなってきた頃、ふと「どうして私は精神科を受診しないのだろう？」と思いました。

どうして、患者さんには受診してほしいと願うのに、自分では行動できないのだろう。目の前の患者さんはみんな、勇気を出して受診してくれているのに。

自分がしんどい状況にあると認めること、「ラクになりたい」と素直に願うこと、率直に人に助けを求めること。

このことに、どれだけの勇気と決意が必要なのか、このとき初めて知りました。本当に、患者さんたちは病院に来ているだけで、とてもすごいのです。

私自身はその後、たっぷり寝込んでから、紆余曲折を経てすこしずつ生活や仕事をこなせるようになりました。

それでも、こう書いているそばから頭の中で勝手に「そんな精神科医になんて診てほしくない」とか「恵まれた環境で悩むなんて贅沢だ」などといった批判的な声が自動生成されてきます。

私たちはなんとなく〝自分のままじゃダメなんだ〟と追い立ててくる社会に生きています。どちらに走って行っても、どの選択肢を選んでも、必ず誰かに後ろ指をさされます。

誰もかもの期待に応えるなんて無理で、なかなか「これでOK」と大手を振って歩きづらい世の中です。

他人の評価に自分を委ねている限り、どん詰まりしかあり得ないのです。

寝込みながら、回らない頭で「結局は自分が自分のまま、誰かの評価に乗らない方向で、なるべく〝マシ〟に生きるんだ、と腹をくくるしかない」とぼんやり思いました。自分の船の舵取りは自分でやる、誰かに任せたらダメなんだと気がつきました。

私はほかの船がどう満足してくれるかばかり考えていて、自分の船の満足や幸せなんて考えたことがなかったのです。

具合が悪くなったのは、「このままじゃ先がない」という、自分の船からの必死の危険信号だったのでしょう。


自分の船の舵を、自分で取ろうとウォーミングアップを始めたあなたに、願います。

ただコツコツと日常を送る中で、泥のようにつらい日が、すこしでも減りますように。

そして〝マシ〟の先には、それぞれの〝幸せ〟がありますように。

なるべくならこの本も、あなたの幸せのすこしの彩りになりますように。

増田　史

あなたのままで、大丈夫。
精神科医が教える
自分で自分をケアする方法

もくじ

4 助けを求める勇気をもつ

「自分をケアする」と決意する

Prologue

あなたが
満たされることで、
救われる人がいます。
どうかあなたから、
幸せになってください。

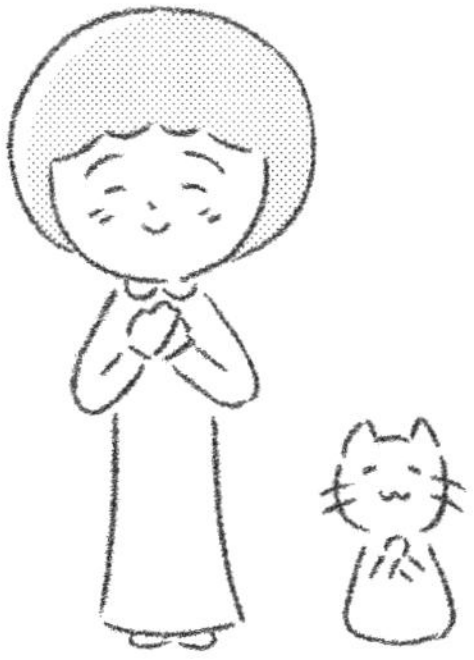

あなたを幸せにすることは、
あなたにしかできません。
だからこそのセルフケアです

この本を手に取ってくださったあなたは、会社に行くのがしんどいとか、人間関係って難しいとか、この先自分は幸せになれるのかな……など、もやもやとした不安やストレスを抱えているのではないでしょうか。

見た目はどんなにパリッとしていて自信に満ちている人でも、家に帰ったら案外くよくよ悩んでいたり、孤独感にさいなまれていたりするものです。

逆にあなたが「普段パリッとしているつもりだから、弱いところを見せられない」と思っていたとしたら、それは大変しんどいことだと思います。この本の前ではふにゃふにゃになっていただいて大丈夫です。

かくいう私もたいへん打たれ弱く、精神科医でありながら精神科に通っていたこともありますし、今でも定期的にカウンセリングに通っています。また、この本で紹介するようなさまざまな対処法を実践しながら、なんとか日々をすごしています。

自分のストレスに気づき、それに対処するための知識や方法を身につけて、自分で実践することを、**セルフケア**といいます。

日々の不安やストレスを撃退することは難しいけれど、セルフケアの方法を知れば、うまくやりすごすことができます。その方法を一緒に見つけていきましょう。

あなたをもやもやさせるストレスの正体とは

ストレスとは、**外からの圧力によってゆがみが生じた状態のこと**をいいます。風船を例にすると、風船を強く押すと形がゆがみますよね。その状態がストレスです。

心理学の世界では、ストレスの要因となるものや出来事を「**ストレッサー**」といい、ストレッサーによって私たちの体や心に出る反応のことを「**ストレス反応**」といいます。

職場の人間関係や家族関係、お金の心配などなど、私たちは日々、さまざまなストレッサーにさらされて生きています。

ストレッサーには、強いものもあれば、弱いものもあります。一度にたくさんのときもあれば、少ないときもあります。

小さいストレッサーなら、大きなストレス反応が出ることもなくスルーできますが、あまりに強く、多くのストレッサーにさらされると、体や心にストレス反応が出てしまいます。

たとえば、「眠れない」「お腹が痛くなる」などはよくあるストレス反応です。ひどいときには、うつ状態になったり、自傷行為や暴言・暴力につながってしまうこともあります。

そうならないためには、ストレッサーを減らし、ストレス反応を解消する必要があります。

セルフケアの方法を知ってストレス反応の悪循環を断ち切ろう

ストレス反応は4つに分けて考えると整理しやすいといわれています。4つとは、「**気持ち**」「**考え**」「**身体**」「**行動**」です。

たとえば、「自分のキャパシティ以上の仕事を頼まれて断ることができず、締め切りまでにできるか不安」という状況があったとします。

このとき、不安や焦りなどの「気持ち」が出てきて、「どうして断れなかったんだろう」「できなくて叱られるかも」などの「考え」が浮かび、お腹が痛くなったり、動悸がしたり、発疹が出たりなど「身体」の具合が悪くなって、結局会社を休む、ユーチューブを見て現実を忘れるなどの「行動」が出てきます。

この４つのストレス反応は、悪循環を起こすことが多いのが、やっかいなところ。たとえば、問題を回避するような「行動」を取ったあとには焦りや後悔などの「気持ち」が強くなったり、「身体」の具合が悪くなると余計にネガティブな「考え」が頭を巡りやすくなったりします。

一度この負のスパイラルに陥ると、考えが悪いほうへ悪いほうへと向かい、体調もすぐれなくなっていきます。

でも、セルフケアをする方法を知っておけば、手の打ちようがなくなる前に、この悪循環を断ち切ることができます。

変えるべきは「考え」と「行動」

では、どこから手をつければいいのでしょうか。

「気持ち」「考え」「身体」「行動」のどこなら、セルフケアができそうだと思いますか？

「気持ち」や「身体」を自分でケアするのは難しそうです。気持ちはオートマチックにわいてくるものですし、身体も自分の意志とは関係なくよくなったり悪くなったりするからです。

でも、「考え」や「行動」なら自分で工夫する余地があるかもしれません。

たとえばさっきの例なら、「叱られたらどうしよう」と思い詰めすぎず、「まあ責任は仕事を振ってきたほうにあるから」という考えを採用してみる。「ユーチューブを見る」という行動の前に「とりあえず進捗状況だけ報告する」という行動を挟んでみる。

このように、考えと行動にすこし工夫をしてみると、落ち続けていく負のスパイラルから抜け出せるかもしれません。

セルフケアの基本は、**考えや行動の選択肢を増やすこと**と覚えておきましょう。

考え方を増やすヒントは、第2章で、行動を増やすヒントは第3章で紹介しています。

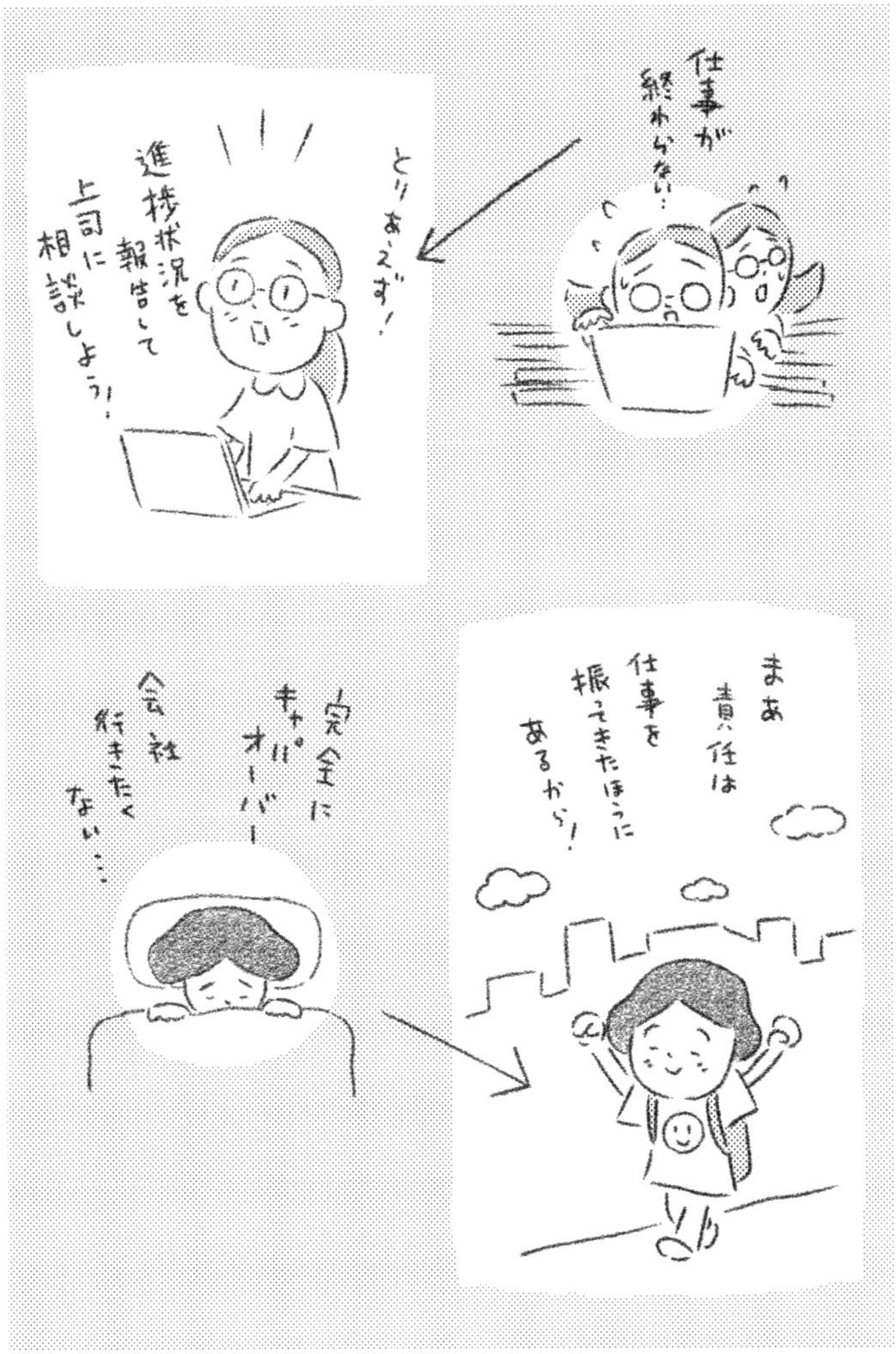
仕事が終わらない…
とりあえず！
進捗状況を報告して上司に相談しよう！
完全にキャパオーバー
会社行きたくない…
まあ責任は仕事を振ってきたほうにあるから！

すぐにできる行動としておすすめの方法は、運動やストレッチなど、体に意識を向けてみることです。いい香りをかぐ、よい手触りのものを触るなど、五感を心地よいもので満たしていくのもよいでしょう。

このようなセルフケアの方法を、心理学では「**コーピング**」といいます。

コーピングは、質より量です。自分にとって効果があるものをたくさんリストアップしておくと便利です。これについては第3章、第4章で紹介しています（巻末にコーピングのリストを掲載しています）。

自分のケアは、案外難しい

セルフケアとは、「自分のストレスに気づき、それに対処するための知識や方法を身につけて、自分で実践すること」でしたね。この本ではその方法を紹介していきますが、その前に、みなさんにしてほしいことがあります。

それは、**「自分をケアする」と決意すること**です。

「なんだ、そんなこと？　わざわざ決意する必要があるの？」と、思われたかもしれませんね。でも、これが意外に難しいのです。

私たちは子どもの頃から「人に迷惑をかけてはいけない」「自分のことよりまず周りの人のことを考えなさい」と刷り込まれています。

いざ「自分を大切に」と言われても、簡単にできるわけがありません。

自然に任せていると、自分のことは必要以上に後回しになってしまいます。

特に、問題が起きたときに「自分を引っ込める」方法で対処してきた人だと、知らぬ間に同じパターンを繰り返してしまいます。自分をケアして心豊かにすごすには、実は並々ならぬ〝決意と覚悟〟が必要なのです。

堂々と「自分の幸せ」をモチベーションにしよう

あなたに言いたいのは、堂々と「自分の幸せ」をモチベーションにしていいんだよ、ということ。「親のために」「子どものために」「友だちのために」「会社のために」「社会のために」と考えると身動きがとれなくなりますが、逆にあなたが本当に愛する「それ」のためになるには、あなたが〝心から機嫌よくそこにいる〟ことが不可欠なのです。

長い目で見ると、あなたが快適で幸せでいることが、「それらのため」になるのです（なお、明に暗にあなたの不幸を望んでいるような相手や、あなたが「イヤだな」と感じる相手に対しては当てはまりません。なるべく早く離れましょう）。

幸せになることにどうしても抵抗のある人の中には、幸せになると今の人間関係が壊れると信じて疑わない人がいます。しかし、多くの人はあなたの不幸さに寄ってきているのではなく、あなたの魅力に寄ってきているので、案ずることはありません。万が一、あなたが幸せになったら壊れてしまうような関係なら、その程度だったということで、その関係からはそのまま抜け出してしまいましょう。その先には必ず新しい関係性があります。

あなたを幸せにすることは、あなたにしかできません。

それと同じように、ほかの誰かを幸せにするのはあなたではなく、その人にしかできません。あなたの手の及ぶところではないのです。

「私は私の幸せのために生きる」「自分が笑顔になるためにセルフケアを覚えよう」と、宣言しましょう。

あなたが満ちることで救われる人がいます。

どうかあなたから、幸せになってください。

すべてはそこから始まります。

不安を手放す

1

頭に浮かんでくる
イヤな言葉やイメージが、
風船になってどこまでも
飛んでいきます。
見送りましょう、
空の遠くに、見えなくな
るまで。

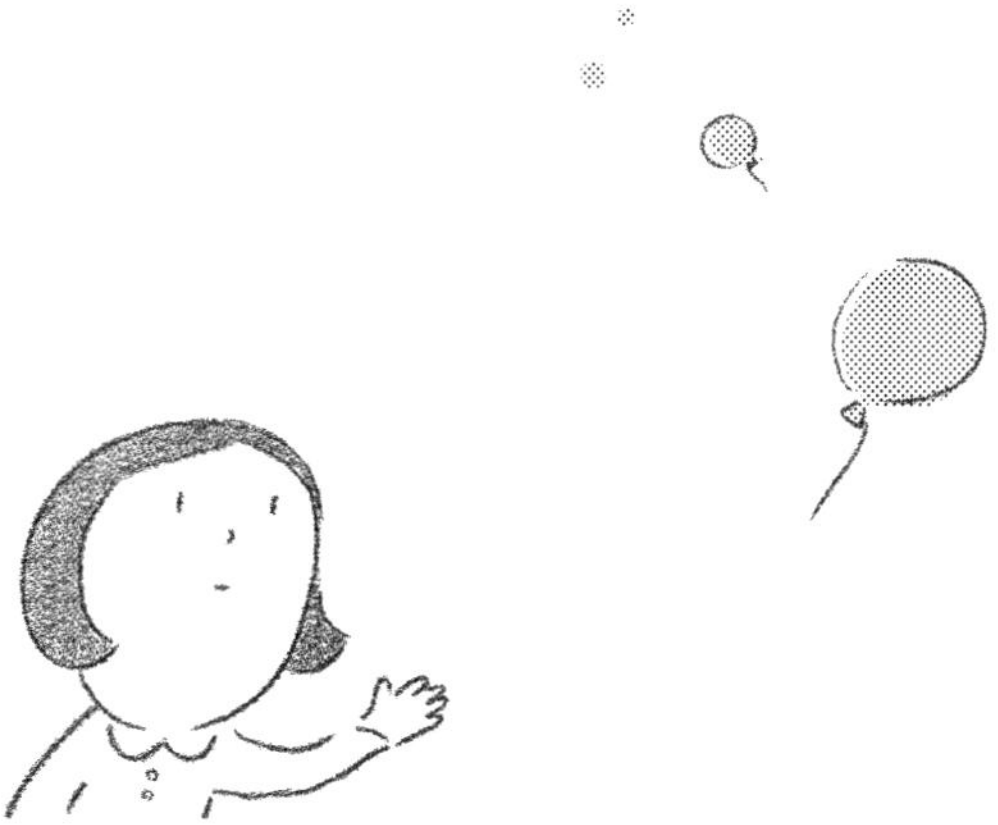

1 心配性な脳を手なずける方法

ひとりでいると、後悔ばかりが浮かんでくる。イヤなことを思い出して、ネガティブ（否定的、消極的）な考えが止まらない……。

どんなに楽天的でいつも明るい人でも、何もしないでぼ～っとしていると、うつうつとした状態になってくることがあります。

なぜなら、人の脳はそういうふうにできているからです。

「どんより暗い気持ちになってしまうな」と思ったときは、意識して自分からネガティブモードをオフにしましょう。そうすることで、そこから抜け出せる可能性が出てきます。

不幸は本能、幸福は理性――人は放っておくと、イヤなことを考えるようになる

脳は、いつも動いています。

私たちがぼ～っとしているときには「**デフォルト・モード・ネットワーク（Default Mode Network：DMN）**」と呼ばれる神経活動パターンが、バックグラウンドで動き続けているといわれています。

このDMNは、無意識のうちに過去の経験や記憶を参照して将来の行動の計画を立ててシミュレーションするなど、危険なところでも生存確率を上げられるような働きを担っていて[*1]、内省的な思考や反芻《はんすう》思考と呼ばれる、よう

するに**「繰り返し思い出してクヨクヨする」という状態と密接な関連がある**ことが知られています。

うつ病の人は健常の人よりもこのDMNの働きが活性化していること[*2]がわかっています。

また、不安や恐怖といった感情をつかさどる脳の〝扁桃体《へんとうたい》〟と呼ばれる部位の活動は、何かに集中しているときよりもぼ〜っとしているときのほうが活発になること[*2]が知られています。


極端にいえば、ぼ〜っとしていると、脳は勝手に「警戒モード」に入りがちになり、外敵に備えてぐるぐると頭の中を不安が巡るような、そんな初期設定になっているのです。

なぜ、そんな設定になっているのかというと、楽観的であるよりも悲観的であるほうが生存確率が上がるから。つまり、不安が強すぎる人は、ある意味、危険の際に生き延びる確率が高いともいえるのです。

しかし、この設定は現代日本においてはやや過剰かもしれません。だって、ちょっと強い風が吹いたり、揺れに気づかない程度の地震が起こったりするだけで警報が鳴るような、超敏感な危険察知センサーを備えたマンションに住んでいたら、安心して眠ることができませんよね？　そんなときは、あえてセンサーの感度を落とす必要があります。

それと同様に、私たちは脳がネガティブなことを考え始めたら、自分でそれを落ち着かせてあげる必要があるのです。

あなたでいるために

脳は、悲観的に考えるよう初期設定されているから、あえて鈍感になるくらいがちょうどいい。

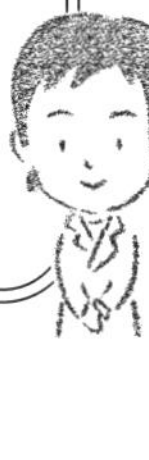

2
考え方の癖に気づいて手放そう

何かの出来事があったときに、瞬間的に浮かぶ考えやイメージのことを「自動思考」といいます。

「自動思考」の多くは経験や環境の中で知らず知らずのうちに身についた〝考え方の癖〟で、その癖は人によって異なります。また、文字通り自動的にわいてくるので、簡単に変えることはできません。

「自動思考」が極端だったり偏っていたりすると、しばしば生きづらさにつながってしまいます。

自分を苦しめているこの癖に気づいて、手放す必要があります。

あなたを苦しめている
その〝考え方の癖〟を
根本から変えていこう

人には、「考え方の癖」があるものです。たとえば、上司が不機嫌な顔をしていたら、「またご機嫌ななめか。絡まれても面倒だし、食事にでも行こう」とろくに気にも留めない人もいれば、「彼の機嫌が悪いのは私のせいかもしれない。何か失敗したっけ？」と、心配になって落ち着かなくなる人もいます。

このように、何かの出来事に対して、瞬間的に思い浮かぶ考えやイメージを「**自動思考**」といいます。

同じ出来事でも人によって受け取り方が異なるのは、この考え方の癖＝自動思考のせいなのです。考え方の癖は人それぞれの育った環境や価値観の影響によるものなので、簡単に変えることはできません。

そして、それがしばしば生きづらさの原因になることがあります。

自分にはどんな「考え方の癖」があるのか知ろう

自動思考には、いくつかのパターンがあります。よく知られているのは、認知行動療法の権威として知られるデビッド・D・バーンズが提唱した、左ページの表の10パターンです。

自動思考は、しばしばあなたを苦しめるストレッサーになります。しかし、ネガティブな考えにとらわれたときに、「**これってもしかして自動思考のせいかも**」と気づき、そこに工夫をすることができれば、ストレッサーやストレ

〈自動思考の10パターン〉

① **白黒思考**：物事を白か黒かではっきりさせないと気がすまない

② **過度な一般化**：十分な根拠もなく、それを一般的な法則だと思い込む

③ **フィルタリング**：よい部分を無視して、悪い部分だけ見てしまう

④ **マイナス思考**：すべてをマイナスにとらえ、自分や他人の価値を下げる

⑤ **結論の飛躍**：根拠もなく結論づけ、それ以外の考えを否定してしまう

⑥ **誇大視と過小評価**：自身の問題を必要以上に大げさにとらえ、長所や魅力を低くとらえる

⑦ **感情的決めつけ**：イヤなものはイヤ、ダメなものはダメと感情で決めつける

⑧ **すべき思考**：「～すべき」「～しなければならない」と脅迫的に思う

⑨ **レッテル貼り**：自分や挫折した人にネガティブなレッテルを貼る

⑩ **自己関連づけ**：自分に関係がないことでも自分に責任があると思ってしまう

『いやな気分よ、さようなら コンパクト版』（デビッド・D・バーンズ著、野村総一郎・夏苅郁子・山岡功一・小池梨花訳／星和書店）を参考に作成

ス反応から回避することができるかもしれません。

たとえば、「〇〇しなければならない」と急に不安になって、身動きができなくなってしまったとき、「これって〝すべき思考〟かも」と気づいたら、どうなるでしょうか。ひと呼吸おき、「じゃあ、この〝〇〇すべき〟がなかったら、どうなるだろう」と考えてみることができそうです。

「別にどうってことないかも」

「叱られるかもしれないけど、殺されるわけではない」

「ほかの人も案外気にしていなかったりして」

「自分を観察するチャンスかも」

こんなふうにいったん落ち着いて、別の考え方を取り入れてみると、不安をすこし軽減できます。

自動思考の根底にあるスキーマを探る

自動思考の元になっている、その人の信念や世界観のことを心理学用語で「**スキーマ**」といいます。

あなたを生きづらくするネガティブな自動思考の根源には、ネガティブなスキーマ（世界観）があります。

ネガティブなスキーマは、たとえば、恐怖や不安、悲しみ、愛情の欠如、ネグレクト、虐待など、過去の傷つき体験に端を発しています。

その原因を探り、理解し、手放していくことで、生きづらさを解消していくことを「**スキーマ療法**」といいます。日本では公認心理師の伊藤絵美先生が、スキーマ療法をわかりやすく解説した本やワークブックを多数出版されています（『自分でできるスキーマ療法ワークブック』星和書店、『ケアする人も楽になる マインドフルネス&スキーマ療法』医学書院ほか）。

本書では、スキーマ療法について詳述することはしませんが、自分にはどのようなスキーマがあり、どのような思考が癖になっているのかを理解することは、あなたの生きづらさを改善するヒントになると思います。

スキーマは、**自己犠牲スキーマ**（私がなんとかしなければ）、**服従スキーマ**（言うことをきかないと嫌われてしまう）、**見捨てられスキーマ**（いつ見捨てられるかわからない）など、18種類あります。

たとえば幼い頃、親に見捨てられた経験のある人は、大人になってからも「また見捨てられるかもしれない」「人は裏切るものだ」と考えることが癖になっていて（見捨てられスキーマ）、なかなかそこから抜け出すことができません。

スキーマから逃れるためには、まず、自分が「**あ、またスキーマに支配されているな**」と気づき、「〝また見捨てられる〟と思うのは、過去の記憶がそう思わせるだけで、それがすべてではない」と理解することが必要です。

どれかに当てはまる？　18のスキーマ

次ページの表は、スキーマ療法を開発したアメリカの心理学者、ジェフリー・E・ヤングが分類した18種類のスキーマと、そのスキーマを持つ人の特徴をまとめたものです。

誰でも多少の差はあれ、1～18のうちのどれかのスキーマを持っています。ひとつとは限らず複数持っている場合も少なくありません。

これらのスキーマは、あなたの育った環境やこれまで生きてきた経験によって形成されたものであって、あなたが悪いわけではありません。

ただ、自分にはこういうスキーマがあるかもしれないと気づくことで、極端な考え方や行動を、バランスのよいものに整えていくことができます。

❾失敗スキーマ	「何をやっても失敗してしまう」「これからも失敗するだろう」「どうせ失敗する」	「自分なんか」と自分を卑下する。新たなチャレンジを避ける。がんばりが長続きせず、最後までやり遂げられない。
❿服従スキーマ	「嫌われたくない」「見捨てられたくない」「攻撃されたくない」「復讐されたくない」	相手の機嫌をうかがい、相手が自分に望んでいるであろう行動を取る、相手の機嫌が悪いと機嫌をとろうとする。
⓫自己犠牲スキーマ	「相手の喜びは自分の喜び、相手の悲しみは自分の悲しみ」「自分が何とかしなければならない」	「私が何とかしてあげたい」と思い、そのための行動を取る。相手が満足しないと「自分のせい」と罪悪感を抱く。
⓬「ほめられたい」「評価されたい」スキーマ	「みんなに認められたい」「ほめられない自分はダメ人間」	常に「他人に認められるか」という基準で行動する。ほめられないと「自分に価値がない」と思って落ち込む。
⓭否定・悲観スキーマ	「生きていてもいいことなんかない」	いつも悪い可能性を予測し、心配ばかりする。
⓮感情抑制スキーマ	「こんな私が楽しんではいけない」「感情をあらわにしてはいけない」「人に自分の感情を知られてはならない」	自分の感情を見せない。人に感情を知られるのが怖く、他人と距離を置く人もいる。
⓯完璧主義「べき」スキーマ	「物事は完璧にこなさなければならない」「100点満点でないとダメだ」	常に追い立てられるように行動する。他人に自分の「べき」を当てはめて批判する。いくら成果を出しても満足しない。
⓰「できなければ罰されるべき」スキーマ	「うまくできなければ罰を与えられるべきだ」	自分に厳しくふるまう。他人にもこのスキーマが向けられる場合、相手を責めようとするものになる。
⓱「オレ様・女王様」スキーマ	「自分は他人と違う存在だ」「他人より優位に立ちたい」「自分がやりたいようにやるために、他人を利用しても構わない」	周囲に特別扱いを要求する。相手に平然と要求し要求が通らないと、激しくクレームをつける。ルール違反をとがめられると激しく怒る。
⓲「自分をコントロールできない」スキーマ	「楽しいことは今すぐやりたい」「欲しいものは今すぐ欲しい」「我慢したくない」「計画なんてどうでもいい」	やるべきことを後回しにしてやりたいことばかりやる。他人から「だらしがない」「甘えている」「わがままだ」と思われる。

『スキーマ療法　パーソナリティの問題に対する統合的認知行動療法アプローチ』(ジェフリー・E・ヤングほか著、伊藤絵美監訳／金剛出版) を参考に作成

〈18種類のスキーマと傾向〉

スキーマ	内 容	このスキーマを持つ人の傾向
❶見捨てられスキーマ	「人は自分を見捨てていく存在だ」「自分はいつも人に見捨てられる」	見捨てられるのが怖くて相手に激しくしがみつく。見捨てられる前に自分から関係を切る。はじめから人と関わらない。
❷不信・虐待スキーマ	「人は基本的に自分を攻撃してくる存在だ」「人は自分から何もかも奪おうとする存在だ」	他人を疑ってかかり、心を開かない。「信じてもよいのでは」という人が現れると相手に過剰に期待してしまう。あるいは「自分をだまそうとしているのでは」と思い、相手を監視する。
❸「愛されない」「わかってもらえない」スキーマ	「人は自分を愛してくれない」「私の気持ちは誰にもわかってもらえない」	「私を愛してほしい、わかってほしい」という思いが強い。あるいは、愛されることをあきらめ、人と関わろうとしない。
❹欠陥・恥スキーマ	「自分はダメな人間だ」「よいところなんて何もない」「自分は欠陥人間だ」	自分の「欠陥」が他人にバレないようにふるまう。人に評価されるような状況を避ける。完璧にふるまおうとする。
❺孤立スキーマ	「自分は変わり者だ」「自分は世界から孤立している」「自分は誰とも交われない」	社会的場面では孤立している。一方で「本当はどこかに属したい」「自分が中心人物になりたい」と願っている。
❻無能・依存スキーマ	「自分はできない人間だ」「誰かに助けてもらわなければならない」	新しい課題に尻込みする。自分でチャレンジしようとせずに人を頼る。一方で「自分一人の力でうまくやりたい」という願望もある。
❼「世の中は何があるかわからないし、自分は簡単にやられてしまう」スキーマ	「自分の身に、いつ、どんな恐ろしいことが起きてもおかしくない」「自分はそれを防ぐこともできないし、対処することもできない」	常にびくびくおびえ、警戒している。何か起きると、恐怖で固まったり、その場から逃げ出したりする。
❽巻き込まれスキーマ	「自分には“自分”というものがない」「誰かの考えが自分の考え、誰かの感情が自分の感情」	「誰か」の考えや感情があたかも自分の体験のように感じる。その人がいないと、自分がなくなってしまったように感じ、不安になる。

たとえば、あなたが自分のことを「みんなに嫌われている」と思ったとして、実はスキーマがそう思わせているだけ、という可能性も大いにあります（そもそも嫌われているかどうかは、確認しようがないことなので、真実を問う必要はありません）。

ネガティブな思いにとらわれそうになったときは、「これってスキーマのせいかも」と、自分に気づかせてあげてください。そうすることで、少しずつ、ネガティブな自動思考から距離が取れるようになるかもしれません。

あなたでいるために

「不安」はスキーマが勝手にそう思わせているだけかも。それが真実なわけではないから、気にしない、気にしない。

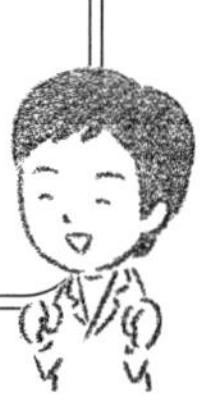

3 今、ここに集中し、未来の不安を手なずけよう

自分の「今、ここ」の体験に気づきを向け、それらを判断したり評価したりすることなく、そのまま眺めたり、受け止めたりすることを「マインドフルネス」といいます。

「今、ここ」に集中することで、周りの出来事にまどわされなくなり、不安やストレスが軽くなったり集中力が高まったりすることが、医学的にも証明されています。

「マインドフルネス」は、簡単なようで難しいので、練習しながらすこしずつ、毎日気長に実践していきましょう。

頭に浮かぶイヤなことは
風船にくくりつけて
空のかなたへ見送ろう

マインドフルネスは、DMN（33ページ）のせいで、ネガティブなことばかり考えてしまうとき、自動思考（37ページ）が発動して「自分のせいだ」「〇〇しなければならない」と考えて生きづらくなっているときに、自分をケアする方法としてとても有効です。

長期的に行なうことで集中力を高めたり、感情のコントロールがしやすくなったり、自己洞察を深められたりすることも知られています。[*3]

私たちの頭の中には、いつも何かのイメージや考えが浮かんでいます。何も考えるな、といっても無理な話で、常に明日の予定や昨日起こったこと、楽しかった、つらかったといった感情や気分などが浮かんでは消えています。ときには、同じような考えやイメージが何度も浮かんできて、頭から離れないこともあります。

マインドフルネスでは、それらのイメージや考え、感情、気分からちょっと距離を置いて、**よい・悪い、好き・嫌いなどの評価や判断をいっさいせずに、ただ眺めます**。

「あんなやつ死んじゃえばいいのに」といったひどい言葉も、「そんなこと考えちゃいけない」などと評価せず、「そういう感情が出てきたなあ」とただ眺めます。「こんなことを考える自分ってダメだな」という考えが出てきたときも、「あ、自分ってダメだな、という考えが出てきた」と、ただただ眺め、味わいましょう。

つらい感情がよみがえってきて、ついついそっちに心を持っていかれそうになるかもしれませんが、巻き込まれないで、「ほうほう、そういう感情も出てきましたか」と他人事のように観察します。

自分自身を大空だと思って、頭に浮かんでくる言葉やイメージが風船となってどこまでも飛んでいくイメージを思い浮かべると、いいかもしれません。風船にのせた言葉やイメージをじっと眺めて、「判断しない、評価しない」と心でつぶやきながら空の遠くに見えなくなるまで見送ります。

こうしていると、だんだんと、怒りや憎しみ、悲しみなどで高ぶっていた感情が落ち着いていくのが実感できます。

脳のDMNが働いてネガティブな思考が止まらないときは、マインドフルネスで、心のどろどろを眺めてみましょう。今ここで、体がどうなっているのか一緒に観察しましょう。喉の詰まり、胸の苦しさがあれば、それも一緒に「ここにあるな」と眺めてみましょう。

考え方の癖に気づいてスキーマを修正する際にも、マインドフルネスで自分の考えを観察するスキルがキモとなります。

日常的に、「今、ここ」に集中することを意識して、マインドフルネスができるようになると、先のことが不安になったり、過ぎてしまったことをくよくよ悩んだりすることが減り、すこしラクになります。

ただ、簡単なようで難しいことでもあるので（勝手に頭に浮かんでくる自動思考を手放すのは至難のワザです……）、すこしずつ気長に毎日実践していきましょう。

あなたでいるために

マインドフルネスは、ストレス軽減に有効。イヤなことは風船にくくりつけて、空に飛ばしてしまおう。

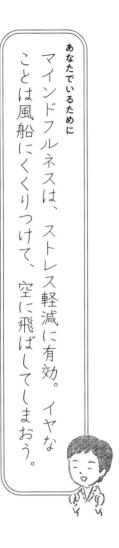

「思い込みの呪縛」から自由になる

2

「自分へのダメ出し」は、
過去のイヤな記憶から
自動生成された脳のバグ。
あなたは今日もOK、
今日も十分！

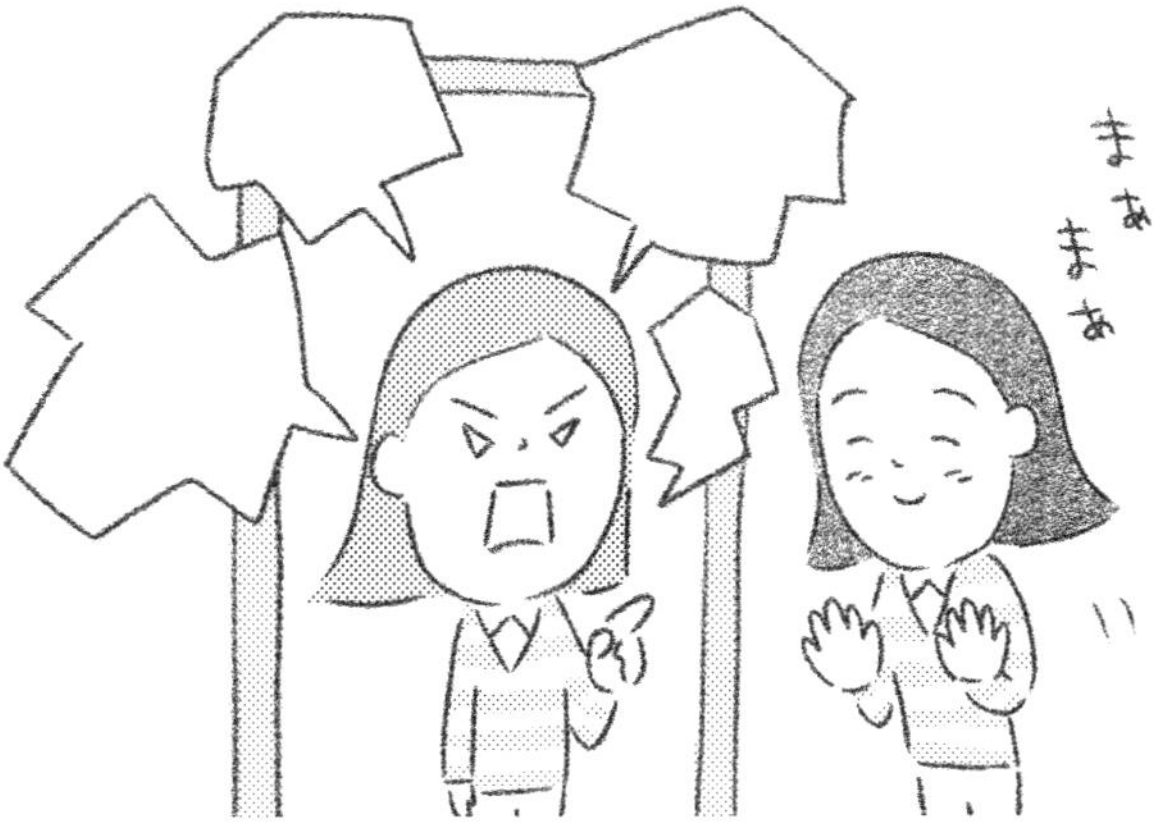

1 ありのままの自分を引き受ける

「あなたのままで、ありのままでいい」というのは一見簡単なようですが、欠点だらけの自分をありのまま受け入れるのですから、言うほどやさしくありません。

でも、欠点を隠そうとしたり、過去のイヤな記憶にフタをしようとしてあがいたりしても、結局どこからかあふれ出て、手痛いしっぺ返しを受けてしまうのが常です。

であれば、覚悟して、自分のありのままを直視し、引き受けましょう。少なくともしっぺ返しより傷は浅くてすみそうです。

脳内に勝手にわいてくる自分へのダメ出しは、自動生成された脳のバグ

人は、油断しているとすぐ、過去の不安な思いや出来事、つらかったことなど、ネガティブな記憶を反芻し、自分へのダメ出しをしてしまいます。でもこれは、脳の働きによるもの（DMN↓33ページ）。

第1章でも説明しましたが、太古より脳は、過去のネガティブな記憶を参照して、来るべき未来の敵に備える働きをしています。だから、あなたがネガティブなことを考えるのは、あなたのせいではなく**危険に備えるための脳**

の働きなのです。

いわば本能なので逆らうことはできません。あなたができることとしては、**「今日も脳が未来の危機に備えているんだな」と、さらっと受け流すこと**です。

マインドフルネスのスキルを使って、あとからあとからわいてくるネガティブな感情を「ふむふむ」とじっくり観察するのもいいでしょう。

紙に書き出して、まるめてぽいっと捨てるのもおすすめです。

「おまえはダメなやつ」「どうせ次も失敗する」などなど、呪いの言葉が消えないときは、脳がバグって、過去の悪い記憶から自分の悪口を自動生成してあれこれ言ってきている、と思うのもいいかもしれません。

ChatGPTやBardなどの生成AIが、人間の与えた大量のデータやフィードバックによって学習し、質問に対して瞬時に詳細な答えを自動生成するのと似ています。

生成AIの答えを盲目的に信じるのはとても危険です。なぜなら、生成AIがはじき出す答えは、もともとは人間が与えたデータから生成されたものだから。間違った答えを出すことは当然あり得ます。

脳が自動生成するあなたの悪口の内容だって、正しいものとは限りません。まともに受け止めてへこんでも意味がないし、その時間がもったいないです。頭の中をぐるぐる巡るネガティブな思考は、パソコンを閉じるかのように、パタンとシャットダウンしましょう。

あなたでいるために

脳内にわいてくる自分への悪口は、さらっと受け流そう。どうせどこかで拾ってきたもののコピペだから。

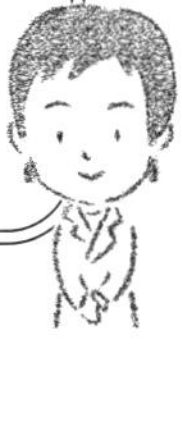

自分の中のどろどろを無責任な野次馬になってニヤニヤ眺めてみる

不安とか、イヤな気持ちにフタをして隠したり抑え込んだりして、なかったものにしようとしても、なくなるものではありません。

一見、うまく隠したように思えても、何らかのかたちであふれ出て、あなたを困らせてしまうリスクがあります。

たとえば、すべてのことに対して気力が出なくなったり、体の具合が悪くなったり、自暴自棄になったり、人を攻撃したり。

それらはたいてい、自分の予期しないところで突然現れ、本人にとっても周囲にとっても、とても不利益なことになりがちです。

抑えているものは、見たくないし一生フタをしておきたいものだけど、隠しておくともっと状況が悪くなるのなら、ちょっと発想を変えて、このどろどろしたものを、好奇心をもって眺めてみてはいかがでしょう。

そのイヤな気持ちや不安の中に「何が入っているのかな」「へえ、こんなひどいものがあったんだ」と冷静に観察してみるのです。

こうしてよくよく観察してみると、「あ、これは嫉妬だな」とか「悔しさだったんだ」と、どろどろのおおもとが明らかになってきます。

それも、「ほほぅ」と眺めてみましょう。

これはマインドフルネスの実践そのものです。

自分のどろどろした感情を、いっさい否定することなく、丁寧に観察します。そのうち、「ま、こういうのがあってもいいよね」「持っていても大丈夫だよね」「共存していけるよね」という気持ちになるまで眺めましょう。

自分の欠点をなんとかしようとあがくのをあきらめ、受け入れるのです。

すると、あら不思議！　さっきまであんなにイヤで抑えつけようとしていた気持ちが、なぜか軽くなって、すこしだけラク～になっているはずです。

あなたでいるために

無責任なギャラリーになって自分の欠点を観察しよう。そのうち本当に他人事のようになったりして（それでもいいか）。

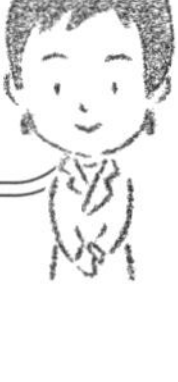

「強みを探す」よりも「弱みを味方にする」ほうがラク

「自分の強みを探そう」といわれることがありますが、「ツヨミ」と耳にした瞬間に「その強そうな響きがつらい……」と感じてしまうかもしれません。

強みを探そう系のお誘いは、しんどいときはあまり気にしなくていいと思います。そういうときは「強み」より、どちらかといえば「自分の中のどろどろした弱み」を探しておくと、あとで役に立つかもしれません。

スキがない人ってちょっと近寄りがたいですよね。でも、ちょっと抜けているとか、おっちょこちょいとか、弱みのある人には親しみがわくことってあります。人間、強いところでつながろうとすると、最初は楽しいのですが、どこかでマウンティング合戦になったり、嫉妬にまみれたりと、メンタルが強めの人しか生き残れなくなっていく傾向にあります。**人と人とをより強固につなぐものは、実は弱さなのかもしれません。**

自分の中にある「ドロドロした弱み」、たとえば嫉妬心や偏見、承認欲求、プライドなどは、隠そうとして押さえつけておくと、イライラや他人への怒り、嫌悪感など、全然違うかたちになって噴出し、自分や他人を傷つけてしまうことがあります。

この、自分の中にある「ドロドロした弱み」に目を向けるのは、誰にとってもつらいこと。できればフタをして壺の中にでもしまっておきたいでしょう。でも、自分の弱みにいっさい目を向けず、無理をして壺のフタを押さえ続けることに比べれば、チラッとでも覗いてみるほうが、気がラクになるかもしれません。もしかしたら、「もっと私をほめて！」と叫んでいる、かわいい子どもが入っているのが見つかるかもしれません。

そうして、少しでも壺の中を覗くことができたら、しめたもの。自分と同様、他人も完璧じゃないということに思いを馳せる機会が増えるようになります。

そうすると、「まわりはバカばっかり」とか「誰も思い通りに動いてくれない」と拗ねていた心に、すこし余裕ができるようになるかもしれませんね。

あなたでいるために

どうせ欠点だらけなんだから、強みを探すよりも弱みをさらけ出したほうが道は開けるよ。

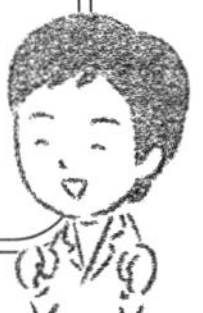

がんばらない自分にもOKを出そう。今日もOK、今日も十分

人に対して「怠けているのではないか」「本当はやればできるのに、努力が足りないのではないか」と感じてしまうこと、ありませんか？

相手が身近な人であればあるほど「どうしてやらないのだろう」と、不満や怒りを感じてしまいがちです。でも、注意するとうっとうしがられる気がするし、ケンカになるのもイヤだし、そうかといって放っておけない……。ついい助け舟を出しては「なんで私がこんなことをしないといけないの」とさ

らに後悔してしまうこともあるかもしれません。

ひとついえることは、そのようなとき、あなた自身は間違いなく「とてもがんばっている」ということです。

いつも気を張って周囲に目を配っているからこそ、イライラするし、悩んでしまうのです。

しかも、すでにがんばっているのに「今のままじゃダメ、もっとがんばらなくちゃ！」と、さらに自分自身を追い込んでいるということも少なくありません。

人に対してイライラしてしまうときは、まず自分自身に対して「**今日もOK、今日も十分**」と認めていきましょう。

常にベストを選ぶ必要はないし、ほかの選択肢のほうがよかったという保証もどこにもありません。どんなときでも今のあなたで上出来。

こうして自分を追い立てずにいると、他人の行動に対する見立てを変える余裕ができます。

「今、この人はできるだけのことを一生懸命やっているんだな」

「わざと怠けたり甘えたりしているわけではなく、ギリギリの状態なんだ」

と、加点方式で相手を見られるようになるかもしれません。そのほうが気がラクですし、どこをサポートすればいいのかも見えてきやすくなります。

こんなふうに、自分がラクになる見立て方を試してみましょう。

とはいえ、相手が攻撃的な言動や行動をとってきたり、自分自身に実害が出たりする場合は、遠慮なく「ＮＯ」と言い、ヘルプを出す必要があります。

「自分がなんとかしなきゃ」と抱え込んでしまうと身動きが取れなくなってしまいます。こんなときも、「これは私の手に負えることではないな」と、見立てを変えてみると、過剰な責任感からもすこし距離を置くことができます。

それに、過剰なお世話をすることで、他者が責任を負うことの邪魔をしてはいけません。その人にはその人の課題があり、成長のチャンスを持っているのです。

実のところ、互いに**毎日生きているだけでスゴイこと**なのです。

自分も相手も、加点方式で見られると、毎日がずっとラクになります。

あなたでいるために

自分ががんばりすぎると他人にも厳しくなる。
自分がラクになる見立てをすれば、相手にも寛容になれるよ。

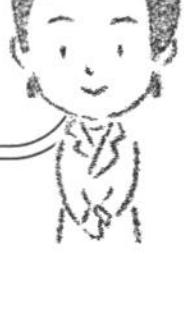

楽しそうに見える人も
実は寂しがりだし
偉そうな人も案外ポンコツだ

他人が仲間と楽しそうにしているのを見ると、悲しくなったり悔しくなったりするという人もいるでしょう。ついつい比べてしまいますよね。

ただ、楽しそうな人も、家でひとりになったら孤独に打ちひしがれて、ベッドに突っ伏しているかもしれません。ひとりでいるときのその人の姿は、誰にもわかりません。

SNSで楽しそうな姿を見せている人だって、たまたまそういうところを見せているだけで、意外とみんなひとりぼっちかもしれません。

自分だけがダメだなあとか、みんなみたいにうまく立ち回れないと悩んでいるかもしれませんが、いつも自信満々に見える人だって、本当は小心者で、心の中では必死で自分を鼓舞しているのかもしれません。

私は子どもの頃、大人たちは何でも知っていて、何でもできる人に見えて、圧倒されていました。何ひとつ意見は言えないし、言ったとしてもバカにされたり笑われたりするだけだと思っていました。

大人が「こうしなさい」ということは全部正しいのだと思っていて、反論しようなどと思いもしませんでした。言われたことができないと、自分がひどくダメな人間のような気がして、落ち込んだものです。

でも、自分が大人になってみると、大人も案外失敗しているんだ、何でもできるわけではないんだ、ということがわかってきました。

彼らからもらった（おそらく善意からの）アドバイスも、それほど考え抜いて発せられていたわけではなく、「言われた通り一生懸命やった私はなんだったの？」とばかばかしくなることもあります。でも、**「なあんだ、大人も案外ポンコツなんだ」**と気づけたことは、私にとって幸福なことでした。

もしあなたが、人のことを「自分よりも幸せそう」「自分よりも有能そう」と思って委縮しているとしたら、それはその人の一部しか見えていないから。みんな弱さを抱えながら生きているのです。

だから、**あなたはあなたのままで大丈夫。ひるまず臆せず、堂々と自分にOKを出し続けましょう。**

あなたでいるために

みんな欠点だらけ。他人と比べて落ち込まない。
もっとずうずうしく生きようよ。それでちょうどいい。

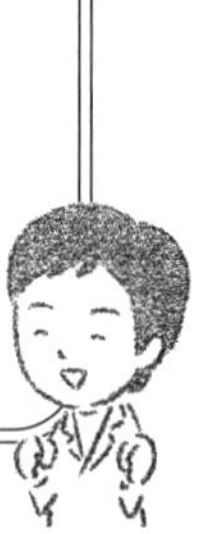

2 自分の評価を他人に委ねない

なにかと優劣をつけられる社会に生きていると、ありのままの自分にOKを出すのは難しい。「もっとできるのでは？」「今のままじゃダメなのでは？」という思いから逃れられません。

でも、どんな選択をしても、100％みんなの期待に応えることはできません。

どっちにしろ、誰かの不評を買うのなら、他人の評価なんか気にしない、自分の評価は自分ですると、どこかで腹をくくる必要がありそうです。

ネガティブな評価は
いちいち受け取らない。
今ごろ言った本人も忘れてる

ある人に、批判的なことを言われてショックを受けたり、言われた言葉を反芻したりして落ち込むことってありますよね。何も言い返せなかった自分が悔しくて腹立たしくて、考えるだけで頭がカーッとなる。

そんなこと、私もときどきあります。

でも、その人はあなたのことをどの程度知っているのでしょうか。よく知りもしないのに否定する人なら、その評価を受け取る必要はありません。

きっとその人は、**あなたと離れて家に帰ると、あなたのことなどすっかり忘れてしまっているはず**です。言われた人がどんな気持ちになるか深く考えてから発せられた言葉ではないことも多いでしょう。

それなのに、**こちらだけが引きずって腹を立てていても、届かないし、悔しい**ですよね。

そんなときは、「今、ここ」に集中し、自分の悔しい気持ち、情けない気持ちを眺めてみましょう。

「へえ、そんなことを言われたんだ」「悔しい気持ちなんだね」「頭にカッと血が上る気がするんだね」と、あくまでも他人事のように観察します。

悔しい気持ちに取り込まれて、「こう言い返せばよかった」「今度会ったらこう言ってやる」という方向に考えがいきそうになるかもしれませんが、そんなときも、「こう言い返せばよかったと思っているんだね」と冷静に、他人事を貫き、巻き込まれないようにしましょう。

そして気持ちが落ち着いてきたら、「でも、今ごろ相手はあなたのことを思い出していないし、自分が言ったことも覚えていないよ。もう安心していいよ」と、あなたの中のもうひとりの自分に声をかけてあげてください。「今は誰もあなたのことを批判していない、考えてもいない」ことをイメージして、リラックスしてすごすようにしましょう。

あなたでいるために

他人からの批判は、たいてい相手の単なる思いつき。「今、この時間」は、誰もあなたのことを批判していないし、考えてもいない。

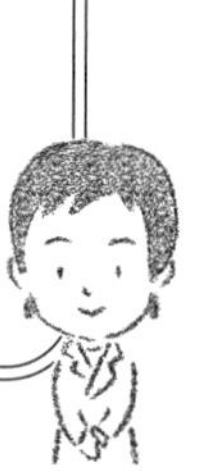

その忠告は誰のため？
「あなたのためだから」はたいていウソ

「あなたのために言うのよ」という忠告。
ありがたく受け取るべきなのでしょうか。

もしあなたが、その忠告を「たしかにそのとおりだ」「言ってくれてありがたい」と思えるなら、ありがたく受け取ればいいと思います。
しかし、言うことを聞いているうちにどんどんしんどくなる、自分がダメな気がしてくる、という場合には、その違和感を無視しないほうがいいでしょう。その忠告には耳を貸さず、相手から距離を取ったほうがいいかもしれません。

一時的なつき合いであったり、それほど深い関わりのない人からの忠告であれば、軽く聞き流すこともできますが、身近な人や適当に流すことのできない相手から、いつも同じような苦言を言われ続けると、どうにもしんどくなってきます。

特に自分が逆らえないような相手から、毎回ダメ出しをされたり一方的に忠告されたりすると、あなたの自尊心がすこしずつ蝕《むしば》まれていきます。

その相手が「あなたのために言っている」といつも〝前置き〟をつけている場合は、要注意です。本当にあなたのためなら、わざわざそのような前置きをつける必要はないはずです。もしかしたら、それは相手自身のための行動なのかもしれません。

たとえば、「自己主張をするな」という忠告は、「自己主張をされると、自分の立場が危うくなるからやめてほしい」という気持ちが隠れているのかもしれません。そして、逆にあなたが、他人にこのような忠告をする場合には、**「これは本当に相手のための忠告？　それとも自分の立場を守るため？」**と自問してみてください。

あなたに忠告する人が、目上の人や、社会的地位の高い人であっても、その忠告が正しいとは限りません。この場合もやはり、あなた自身が「本当にそのとおりだ」と思ったときだけ忠告を聞き入れればいいのです。

あなたでいるために

「忠告」はあなたへの攻撃かもしれない。
自分に都合のいいものだけ、ありがたく受け取ろう。

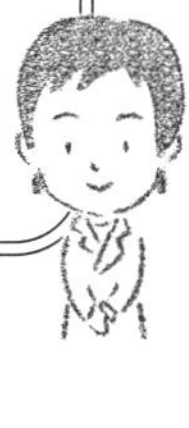

あなたよりもっとつらい人がいたって、あなたにも堂々とつらがる権利はある。つらさは競争じゃない

「もっと大変な人がいるんだからこのぐらい我慢しよう」

そう思うことで乗り切ろうとすることがあります。

人に相談したら、「そんな悩み大したことない、私のほうがもっと大変」と言われたことのある人もいるでしょう。

でも、「もっとつらい人がいるから、自分には悩む権利はない」と思ってしまうのは、違います。

つらさを人と比べる必要はありません。

あなたがつらいならつらい。堂々とつらがっていいのです。

そこで自分をケアしないと、今度はあなたがほかの人に、「そんな悩み大したことない、私のほうがもっと大変」と言うようになります。

いわば、**つらさのマウンティング**ですね。


そのうち、人のことを「そんなことで悩むなんて甘い」と断罪するようになります。すると、言われた人は「もっと大変な人がいるから我慢しよう」と口を閉ざします。

不幸の連鎖の始まりです。

そんな連鎖はあなたのところで断ち切りましょう。


もし、「もっと困っている人がいる」と言われたら、「この人は、相談者として適任ではなかった」と思って、別の人に相談すればいいのです。

逆に、もし、**あなたが誰かから悩みを相談されたら、何の批評も批判もせず、ただ聴いてあげましょう**。仮に、「そのくらいの悩みなんだ……」と思ったとしても、その悩みの背後にどれだけの事情が広がっているかなんてわからないものです。

自分の想像力には限界があることを謙虚に認めましょう。

アドバイスは求められればすればいいし、求められなければしないほうがいいでしょう。自分がしてほしいように接すればいいのです。

あなたでいるために

つらさのマウンティングは、不幸の連鎖の始まり。あなたのところで断ち切ろう。

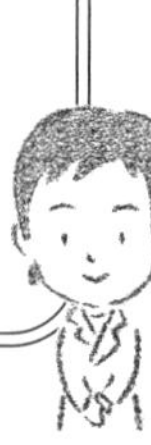

他人からの厳しい評価は、まともに受け止める必要なし。避ける自由が、あなたにはある

空いたイスがあると、座ることができますね。
でも座らなくてもいいですね。どっちでもいいです。

おやつがあったら、食べられますね。
でも食べなくてもいいですね。どっちでもいいです。

イヤなことがあったら、「イヤだと感じる」かもしれませんね。

でもイヤだと感じなくてもいいです。どっちでもいいです。

イスに座るかどうかと同じように、イヤなことがあったときや、イヤな予感がしたときにどう〝感じる〟かは、実のところ自由です。

それなら、わざわざつらいほうを選択しないほうがいいですよね。

そこに相手がいる場合、相手が持っているのはイスではなくてヤリかもしれませんが、だからといって、わざわざそのヤリに当たる必要はないのです。イヤなものは、避ければいいだけです。

私自身は、ついこの前まで百発百中でヤリが刺さっており、むしろ自分のほうに向いていないヤリにまで積極的に当たりに行き、ヤリによっては相手が予期したであろう以上に深く刺さってしまうものもたくさんある、というありさまでした。

ヤリは目に入るところにあれば、いつも刺さるものだと思っていました。

最近は「**相手の投げたヤリを避ける余地がある、自由がある、そこには主体性がある**」と考えることで、百発97中くらいになってきました（まだけっこう刺さっていますが、聡明な読者の方ならもっと回避率を上げられると思います）。

「あなたのためだから」というヤリ＝忠告は、聞いても聞かなくてもいい。「おまえは無能だな」というヤリ＝評価も、聞いても聞かなくてもいい。善意からのアドバイスであっても、あなたが不要だと思えば受け取らなくてもいい。何もかもを受け止める必要はないのです。

あなたでいるために

相手からのヤリを、受けても受けなくても自由。イヤなものに積極的に当たりに行かなくていい。

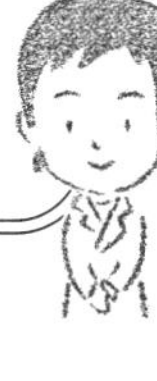

「生きているだけで超スゴイ」と自分をほめる

人生100年時代といわれています。そんなに生きないといけないのかと思うと、それだけでプレッシャーになる人もいることでしょう。

そのうえ、「これからは人生長いからひとつのスキルだけではダメだ、リスキリング（学びなおし）して新しいスキルを身につけなさい」とか、「副業をして新しい経験を積みなさい」とか、最近の世の中は、〝今のままじゃいけない圧〟が強すぎる気がします。

能力、収入はもちろん、容姿についても、すべてにおいて、もっと上を目指せというメッセージが社会の中に蔓延《まんえん》していて、すごく息苦しくなっている人もいるのではないでしょうか。

それって経済を回していくために誰かが煽《あお》っているだけで、いってみれば〝よけいなお世話〟。

自分でこうなりたいと、目標設定してがんばっているぶんにはいいのですが、世の中の〝今のままじゃいけない圧〟に委縮して生きるのは、もったいないことです。

だって、**今あなたの心臓が動いていて、血液が体の中を巡り、呼吸をして生きているというだけでも、超スゴイ、奇跡的なこと**なんですから。

「私なんて…」「〇〇しなければ…」「どうして私はダメなんだろう」そんなネガティブな考えが頭の中をぐるぐるし始めたら、セルフケアのGOサイン。「あなたはいつもがんばっている」「今日もOK！」「生きているだけで素晴らしい！」と自分を励ましましょう。

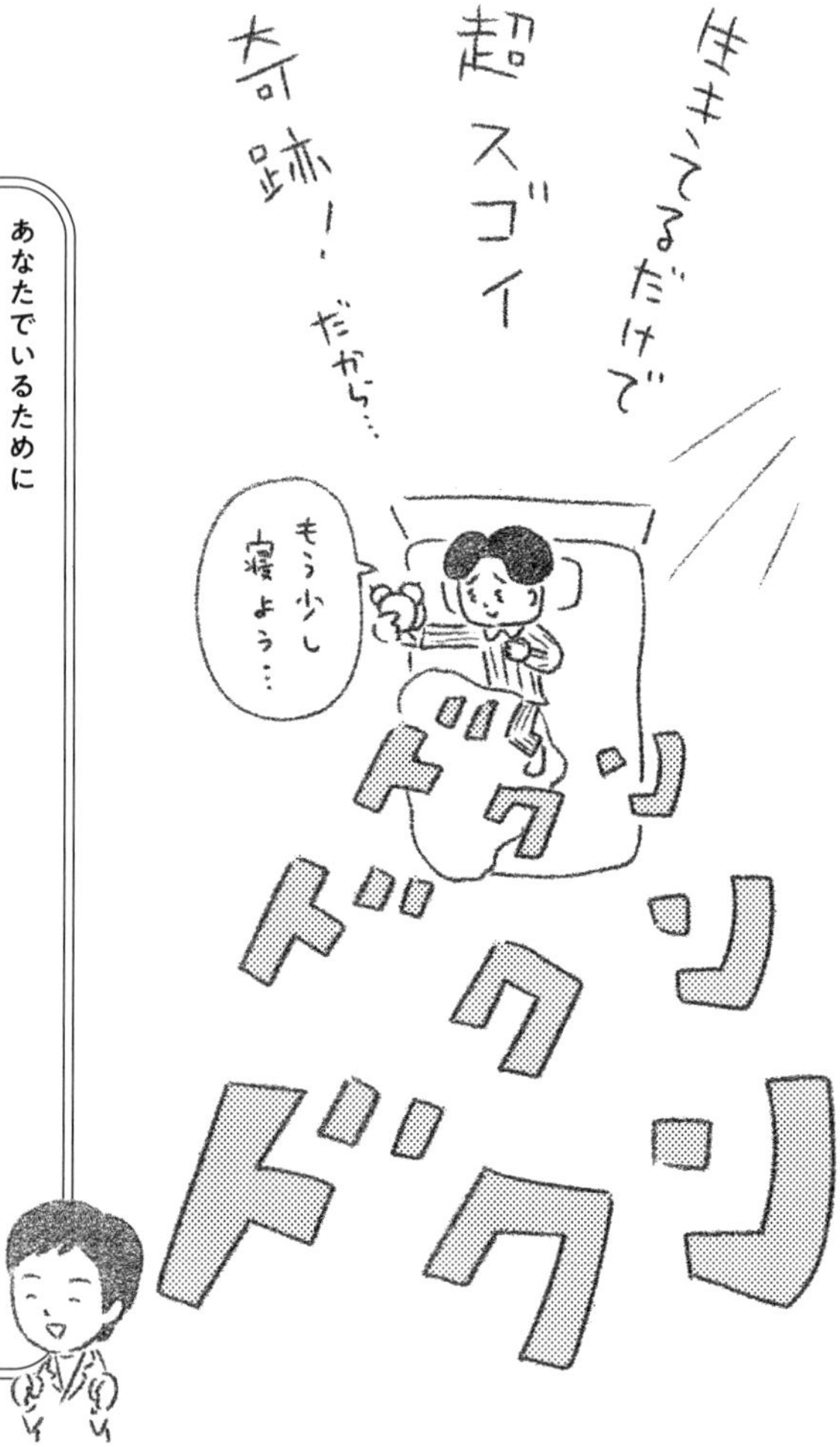
生きてるだけで
超スゴイ
奇跡！
だから…
もう少し寝よう…
ドクン
ドクン
ドクン

あなたでいるために

〝今のままじゃいけない圧〟に負けないで！
生きているだけであなたは十分がんばっている。

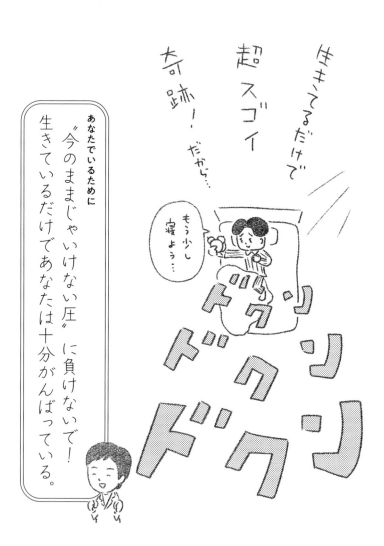

3 自分のためにも他人のためにも、ご機嫌でいよう

いつもニコニコしている人のそばにいると安心できますよね。

逆に、いつもイライラと不機嫌な人のそばにいるのは苦痛です。

不機嫌な人は、何か不機嫌になるようなイヤなこと、つらいことがあったのかもしれませんが、それを周囲にまき散らすのは迷惑以外の何ものでもありません。

もしあなたが、不機嫌をまき散らす側の人であれば、まず、自分で自分の機嫌をとりましょう。それはあなたの幸せのためだけでなく、周囲の幸せのためでもあります。

自分をケアすることは、他人に対する「責任」。ご機嫌を目指そう

他人のためには自分のリソース（能力や時間）を割くのに、自分をケアするためのリソースにかんしては、いとも簡単に手放してしまう人が少なくありません。そして、本人は案外そのことに気づいていません。

「自分をケアする」というリソースを削ってまでほかの人に尽くしても、自分が満たされていなければ、いい仕事ができないし、人にやさしくもできません。結局、仕事やプライベートの質も下がってしまいます。

責任感の強い人ほど、自分をないがしろにしてまで人に尽くしがちですが、それでは逆に、周囲への責任を果たせないことになってしまいます。自分もすり減って、周囲にも迷惑をかけて。これでは苦労したのに割が合わないですよね。

あなたが自分をケアし、ご機嫌でいることが、長期的な目で見ると自分を助け、他者のためにもなるのです。

そう考えると、ご機嫌でいることは「あなたの責任」でもあるのです。

そしてもうひとつ。あなたがご機嫌でいれば、周りの人もあなたをケアする手間が省けて助かる、ということにも気づいてください。

特に、あなたが周囲より立場が上（子どもに対しては大人）である場合は、気をつけてほしいと思います。

こういう人が自分のケアを怠った結果、イライラして不機嫌でいると、周囲の人は委縮してしまいます。

上機嫌な上司、教師、親だと、そのメンバーは余計な気を遣う必要がなくなり、安心感から自分のやるべきことに専念できます。ぜひ、上機嫌でいたいものです（もちろん、ただチャランポランなのではなく、その立場で取るべき責任は取る、というのが前提です）。

これが親と子の関係であれば、子どもはほぼ100％、「親の機嫌が悪いのは自分のせいだ」と自責の念にかられます。

子どもは無邪気なように見えて、せつないほど親のことを心配しているものです。親が機嫌よくしていることは、子どもが健全に育っていくために親が果たすべき責任のひとつなのです。

あなたでいるために

自分のご機嫌をとるのは、自分と他人への責任と心得よう！

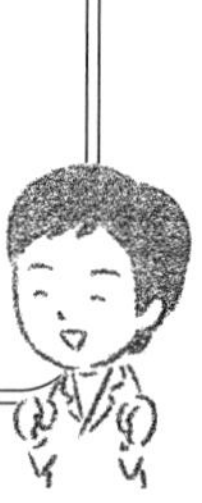

人に尽くす前に自分を幸せにする

小さい頃から、「よい子にしなくては」「親の期待に応えなければ」「親孝行をしなければ」と、親の顔色をうかがいながら生きてきた人は、なかなかその癖が抜けません。

親や上司が不機嫌だと、「自分が至らないからだ」と、自分を責めてしまうこともあります。

これは、服従スキーマとか自己犠牲のスキーマ（44ページ参照）による自動思考のひとつかもしれません。

でも、もうそんな考えは手放しましょう。

親の幸・不幸の責任は、親にあります。親の苦悩をあなたが抱える必要はありません。

親との関係は特別なものではなく、多くの人間関係の中のごく一部です。必要以上にあなたが責任を感じることはありません。あなたはあなたで幸せになっていいのです。


相手が親の場合だけとは限りません。きょうだいや、上司や同僚、友人との関係でも同じです。

「期待に応えなければ」「自分だけいい思いをしてはいけない」という気持ちが起こったら、これは自動思考による手放してもよい考えだと気づきましょう。


一度、「追い詰められているのが大事な友人だったらどうするか」と考えてみてください。大事な友人が幸せになることを望むのではないでしょうか。

友人にするのと同じことを、自分にもしてあげてください。

自分自身に温かい気持ちを向けるのは、とても難しいことです。ですから、すぐに自分を守ることができなくても、決してあきらめないでください。難しいことに立ち向かっているのですから、時間がかかって当然です。

だから、**たとえ隣人の元気がないときでも、あなたは元気でよい**のです。

あなたが満ちることで救われる人がいます。

どうかあなたから、幸せになってくださいね。

あなたでいるために

他人の不幸の責任を、あなたがかぶることないよ。

あなたの幸せこそが、人を助けるんだから。

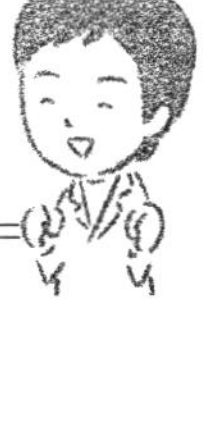

「いたわりタイム」をスケジュールに組み込もう

スケジュール帳が予定でびっしりのあなた、予定の中に、あなたの癒しの時間は入っていますか?

趣味や推し活、エステ、散歩、ただぼ〜っとする、休む。そういうことは、予定に入っていないという人も多いのではないでしょうか。

「わざわざ予定に入れなくても、そのうち時間が空いたらやる」と考えているのかもしれませんが、「そのうち」という日はいつまでたっても訪れないことのほうが多いです。

これでは、あなたのリソースは、自分以外の人や物事のために費やされ、枯渇《こかつ》していくばかり。

まじめな人ほど、睡眠時間や余暇の時間は「削れる時間」にカウントしがちですが、これらは**「機嫌よくいるために必要な時間」**ととらえることができます。

よい仕事をするためにも、あなたの周りの人たちを幸せにするためにも、**自分の「いたわりタイム」を、仕事や友人との約束と同じレベルでスケジュールの中に組み込みましょう。**

年休は、まだ予定が決まっていなくても、年初に日にちだけは決めてしまいましょう。そうしないと永遠に休めません。

いたわりタイムを予定に組み込んでしまうと、「次のいたわりタイムでは何をしようかな」とわくわくしながら予定を立てるようになっている自分に気づくはずです。

その楽しみを一度知ると、最初は「忙しくて、そんな余裕がない」と言っていた人も、「いかにしていたわりタイムを捻出するか」という発想になり、時間の使い方が上手になる、といった副次効果も期待できます。

あなたでいるために

いたわりタイムは〝たまのごほうび〟ではなく、
日常の予定に組み込もう！

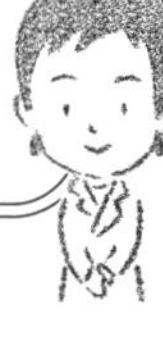

4 イヤなことには「No!」……と言えないから苦しい

なにもかも引き受けようとするとつらいことがあります。

そんなときは無理をしないこと。自分の心に素直になりましょう。

イヤなこと、つらいことから逃げるのは正しい選択です。

「○○すべき」「○○は私の責任」という自動思考にとらわれているときは、「イヤなことを無理してやっている」ことに気づかない場合もあります。

そんなときは、自分の感情をよく観察して、〝あなたの自由を制限する考え〟を手放していきましょう。

お誘いがイヤならイヤと言っていい。でも、Noを言うのって案外難しい！

コロナ禍の自粛で、職場の飲み会や友人とのランチ会など、これまで定期的に開催されて当然だったイベントが突然なくなりました。

仲間と集まれないのはつらいことですが、一方で「実は、自分はずいぶんと無理して人づき合いをしていたのだなあ」と気づいた、という方もいるのではないでしょうか。

新型コロナウイルス感染症が5類感染症に分類され、マスク着用や行動の制限が緩んでいくにつれ、「また、あのしんどかった集まりに行かないといけない」「もう、新型コロナウイルスを口実に使うことができない」などと、ばくぜんと不安を抱えてしまった方もいるかと思います。

でも、「あのつき合い、実はしんどかった」ということに気づけた、そのこと自体は大変すばらしいこと。これまで本当によくがんばってきましたね。「実はしんどい／イヤだ／つらい」という感情には、フタがされてしまうことが多いものです。まず、**自分の本当の気持ちに向き合えたことだけでもすばらしい**。そうとらえることが、セルフケアへの第一歩になります。

本当の気持ちに気づけたら、次はしんどいこと、イヤなこと、つらいことをどうやって避ければいいか考えましょう。

気が乗らない飲み会なら、相手を不快にしないように理由を伝えて断ればいいのです。「その日は別の予定があるので」とか「ちょっとお腹をこわしているので」とか。

コロナ禍で飲み会がなくなって、それで困ることがほとんどなかったことが証明されてしまったのならば、なおさらです（個人的には、多少、互いに弱さをさらけ出す場が減ってしまったような気もしています）。

ちょっと勇気がいるかもしれませんが、イヤなお誘いに無理してつき合わなくてすむことの心の平静を思えば、どうってことありません。しれっとNoと言いましょう。それこそが「新しい生活様式」です。

あなたでいるために

がまんしている自分に気づき、Noと言おう。
「つき合いが悪い」なんて誰も思っていないよ。

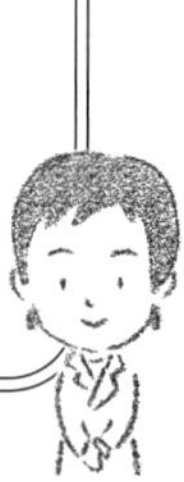

「できません」は敗北じゃない。頼まれごとを断っても、あなたの価値は変わらない

人に頼まれるとつい「わかりました」「やります」と答えて、後悔することと、ありませんか。私はよくあります。

やさしい人ほど、つい自分の感情よりも相手が望むことを優先してしまいがちですが、こういうときは即答せずに、「いったん持ち帰って検討します」と答えましょう。

とっさにこのフレーズが出てこないなら、何か指示をされそうなときはあ

らかじめ、手のひらや小さいメモに書いておくといいでしょう。目の前にあるものを読み上げるだけなら、感情に揺さぶられずに言いやすくなるのでおすすめです。

そもそも、どうして頼まれごとを引き受けてしまうのでしょう。もしかしたら「自分は誰かの役に立たないと価値がない」「相手にイヤな顔をされたら自分には居場所がなくなる」などの思い（「欠陥・恥スキーマ」や「自己犠牲スキーマ」）が背景にあるのかもしれません。

でも、果たしてその思いは妥当でしょうか。自分が勝手にそう思い込んでいるだけではないでしょうか。

そもそもあなたの価値を、他人が決めることはできるのでしょうか。

そんなことができるとしたら、相当ずうずうしいことだと思います。

頼まれた仕事を断ったからといって、あなたの存在価値がなくなる心配はありません。むしろ、無理をして引き受けることによる弊害のほうが心配です。キャパシティは人それぞれですが、**「自分が機嫌よく遂行できるかどうか」という基準も大切にしていい**と思います。

機嫌よく遂行できる範囲を超えると、何かあったときに人のせいにしたくなったり、見返りを求めたくなったり、自分の健康を害したりします。

なにごとも無理のない範囲で、できることをできるだけ。それが自分にも周囲にも迷惑をかけない最善策です。

あなたでいるために

気持ちよく引き受けられるかどうかが、
仕事を断るかどうかを見極めるサイン。

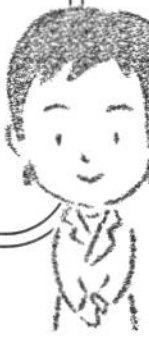

嫌いなことは極力避けて生きることを自分に許そう

「月曜の朝、寝床から出なければいけない」「嫌いな上司（クラスメイト）と顔を合わせなければいけない」「疲れて帰ったのに家族の食事の準備をしなくてはいけない」「会社を辞めたいけど、家族がいるから辞められない」……私たちはなんと多くの「イヤだけどやらなければならない」を抱えているのでしょう。そもそも、本当にしなければならないことなのでしょうか。

仕事は、生きていくお金を稼ぐために「やらなければならないこと」かもしれません。それならせめて、その中の「イヤなこと」は、極力避けませんか？「自分のペースでできる仕事は楽しいし好き」とか、「あの上司と話すのは嫌い」とか、仕事の中でも楽しいこと、イヤなこと、両方ありますよね。楽しいことは積極的にやって、イヤなことはなんとか回数を減らせないか、すこしでも被害を少なくできないか。その当たり前の工夫をすることは、試してみる価値がありそうです。「ラクになる」ことを自分に許しましょう。

そのためには、まず、目の前のリクエストを「やってもいい」と「やりたくない」とに振り分けるスキルを身につけましょう。

そして**「やりたくない」に振り分けられたリクエストは、いかにしてやらないか、やるとしてもどうすれば最小限にできるかを考えましょう。**

頼まれたことを何でも「はい」と引き受けてきた人は、「ここまではできますが、これ以上はできません」と言ってみましょう。

イヤなことを言われても言い返せなかった人は、3回に1回は「は？」と言い返してみましょう。

小さな抵抗を試みることで、イヤな流れが少し変わるかもしれません。

気の進まないお誘いも3回に1回は、「残念だけど別の用事が入っているので」と断ってみる。理由が見つからないなら、言う必要はありません。聞かれたら「プライベートなことなので」とお茶を濁しておけばいいでしょう。

こうやって、「イヤなこと」を排除していくと、ストレッサーが確実に減り、心穏やかに暮らせるようになります。

それでも、どうしてもイヤなことが排除できない環境にいる場合は、最後の手段として「逃げ出す」ことも選択肢のひとつに加えておきましょう。

あなたでいるために

イヤなことは、最小限に。最後は「逃げる」という選択肢がある。

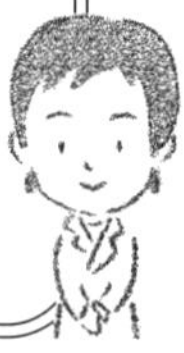

イヤな人と距離を置きたいなら思うだけでなく〝行動〟を起こそう

一緒にいると自分が貶《おとし》められる気がする、自分が無能な人間のような気になってしまう。

そういう人とずっと一緒にい続けるのはつらいですよね。

それが、親、配偶者、パートナーなど同居している人で、簡単に距離を置くことができないという場合はなおさらです。こつこつと貯金をしておく、密かにひとり暮らしができる場所を探しておくなどして、**虎視眈々《こしたんたん》と離れる機会をうかがいましょう。**

ほかにも、上司やパートナーからパワハラ、モラハラを受けていると感じたら、記録したり証拠を集めたりして、それより上位の窓口に訴える準備をしておく、これはひどいと思うことが続いたら、会話を録音する用意をしておくなどは、基本的な自己防衛の知識として持っておきましょう。

イヤなこと（人）から逃げようと思うなら、実際に逃げるかどうかはさておき、それなりの「準備」をしておくのが得策です。いざとなったら逃げ出せる――そう思えるだけでも気持ちがラクになります

ただ、気をつけたいのは、「私がダメだから攻撃されるんだ」などの自動思考が浮かんでくるときです。反省すべきところは反省すればよいのですが、周りからの意見も聞きつつ、自分を責めすぎない、バランスの取れた状況評価をするように心がけましょう。なお暴言・暴力などの人権侵害は、明確に許されません。

会社の人間関係を家に持ち込まないように、**会社を出た瞬間にプライベー**

ト用の別の人間になると決めておくのも手です。せっかくのプライベート、イヤな人を脳裏に浮かべる時間がもったいないですね。目の前にイヤな人がいない時間は、その人は今の世界に存在しない、と考えてもいいでしょう。

そうはいっても、頭に浮かんでくるというときは、「今、ここ」に集中することが助けになります。マインドフルネスですね。

目の前にあるもの、たとえば今日の夕食をじっと眺めて、「ブロッコリーの緑がきれいだな」「この野菜はどこから来たんだろう」「小さいすじがいっぱい」など、よくよく眺めて言葉にしてみましょう。

そうやって、「今、ここ」に集中していると、会社で起こったイヤなことを思い出す余地がなくなりますし、「明日どうしよう」といった未来の不安もどこかに行ってしまうはずです。

イヤな人によってわき起こるイヤな思いって、ずっと心に残ってこびりついてしまうことがあります。

イヤなヤツにこびりつかれても腹立たしいし、貴重な人生の時間がもったいないので、こびりつかせないようにしましょう。


そうそう、いつもどストライクであなたを不快にする発言をする人がいたら、もしかするとそいつは、生成ＡＩを搭載した、イヤがらせロボットかもしれません。いちいち不快になっていたらＡＩの思うつぼです。なんてことない、という態度をとって、逆にロボットを混乱させてやりましょう。

気にする必要はありません。どうせ相手はイヤがらせロボットなんだから。

あなたでいるために

イヤな人は忘れる、被害を記録する、逃げる。

どうせ相手はイヤがらせロボットなんだから。

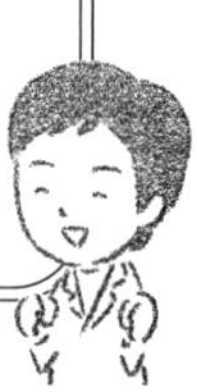

「足並みをそろえなきゃ」は あなただけの 勝手な思い込み

学校や会社など小さなコミュニティが自分の生活圏の大部分を占めているときは、みんなと足並みをそろえること、ひとりだけ悪目立ちしないことが重要で、仲間外れになることがとても怖いものです。

そのコミュニティに属していることが幸せならそれでもいいのですが、自分を曲げてでもそのコミュニティに属していないと不安、という場合はだんだんそこにいることが苦しくなってきます。

しんどいな、窮屈《きゅうくつ》だなと思ったら、無理してそこに留まる必要はありません。

ひとりになるのが怖いのは、「自分は誰とも交われない」という「孤立スキーマ」や「自分はいつも人に見捨てられる」という「見捨てられスキーマ」が影響しているかもしれません。

しかし、それは過去にそういう経験をしたことで、自動的にそう思ってしまうだけかもしれません。今回もそうだという保証はありません。そもそも自分らしさを出したら見捨てるような人に、なんら用はありません。

周囲を見回してみてください。

よく見たら、あなたと同じようにその集団にいることが窮屈だと感じて、その輪から距離を置いている人がいることに気づくかもしれません。

輪に入らなくても、必ずあなたと気の合う人はいるはずなので、探せばいいのです。

そこが世界のすべてだと思うから苦しくなるのです。世の中にはほかにもたくさんのコミュニティがあります。

ここに居場所はないと思えば、ほかの居場所を探せばいい。無理して自分を曲げる必要はありません。

そもそも、自分自身が自分の「最高で最強の居場所」になれば、何も困ることはありません。世界は外にも内にも広がっています。人の権利を侵害しない範囲で、広げられそうなほうに広げていきましょう。

あなたでいるために

あなたの居場所はひとつじゃない。
自分の中にも、居場所をつくっておきましょう。

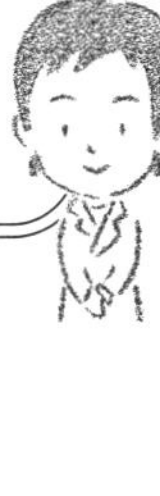

「人に迷惑をかけてはいけない」は自分を苦しめる強すぎる〝呪い〟

多くの人は、「人に迷惑をかけてはいけない」といって育てられてきたと思います。

それは日本人の美徳のひとつかもしれませんが、このフレーズの〝呪い〟が強すぎて生きづらく感じることがあります。

たとえば子連れで電車に乗った人が、子どもが騒いだときに「人の迷惑になるから」と激しく子どもを叱ったり、そもそも騒がないようにずっとスマホで動画を見せていたりするという場面をときどき見かけます。

自分でもそういうときがあります。

「私は公衆に迷惑をかけるつもりはありません、だから危害を加えないでください」というびくびくした思いがわきます。

でもそれって子どもにとっていいのかな？　「迷惑をかけない」という呪いのせいで子どもを縛りつけてしまっているのではないのかなと、もやもやした気持ちになります。

「迷惑をかけない」というのは一見、よいことのようですが、**「迷惑をかけないでおこう」と自分に課すれば課するほど、迷惑をかけている人を、心の中で罰する気持ちが強くなっていく**危険性をはらんでいます。

たとえば、障害があったり小さな子どもを連れていたりして、手助けが必要な人を「人に迷惑をかける人」と見て許容できなくなったり、ＡＴＭや自動券売機でもたもたしている人にイライラしたり。

そういう人は、自分がいずれ高齢になって、足腰が弱くなりヘルプが必要になったときに、〝人に迷惑をかけている自分〟が許容できなくなる可能性があります。それはすごく生きづらいのではと思います。

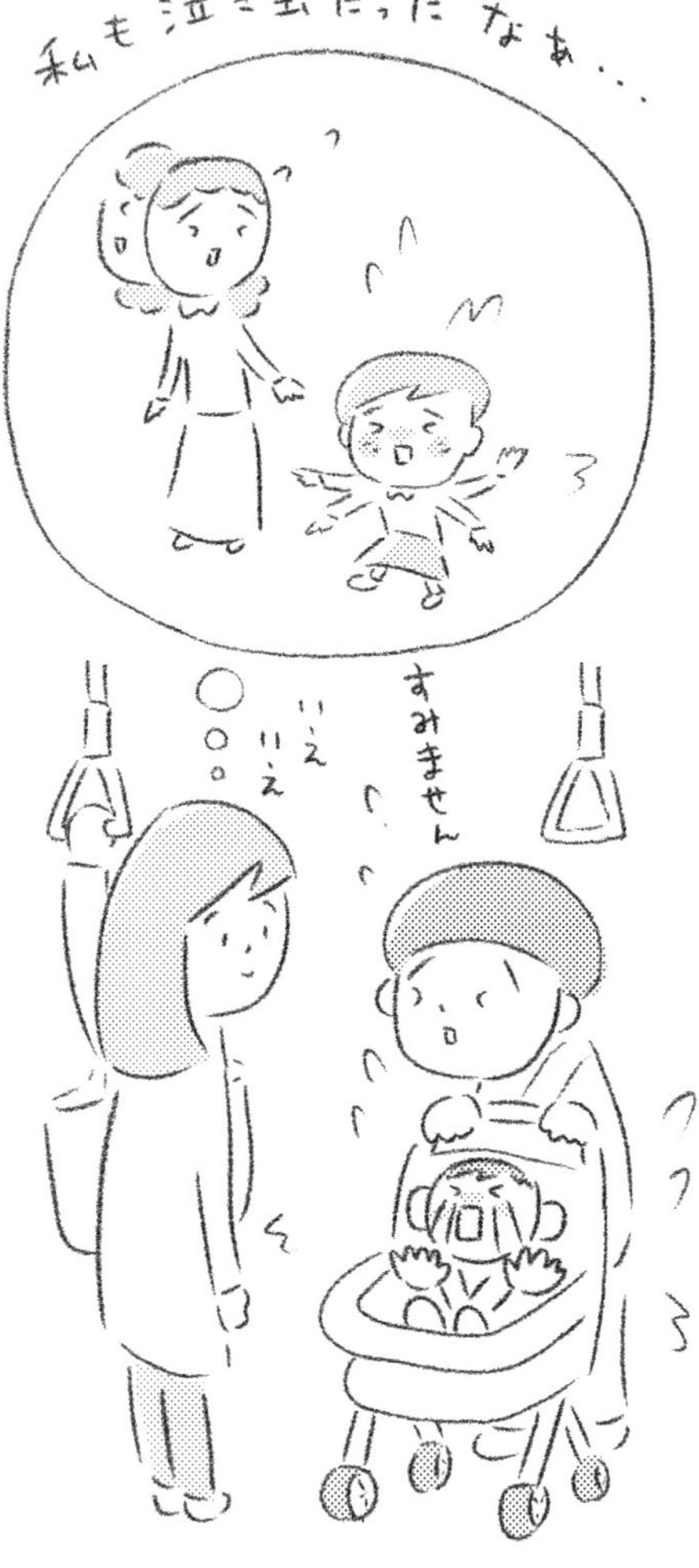
私も泣き虫だったなぁ…
すみません
いいえ
いいえ

他者をサポートすることは、人間にとって本来大きな喜びなのです。迷惑をかけるということは、その機会を提供することでもあります。また、迷惑をかけるということは、そこに相互性が発生するため、コミュニケーションのきっかけにもなります。

「迷惑をかけてはいけない」という気持ちが強すぎると、自分も周りも苦しくなってしまいます。意図せず迷惑をかける側になったときは、自分を責めることなく、「相手にサポートチャンスを与えたなあ」くらいの、持ちつ持たれつの気持ちでいるのがよいのではないでしょうか。

あなたでいるために

ほどよく迷惑をかけながら、
上手にコミュニケーションをとろう。

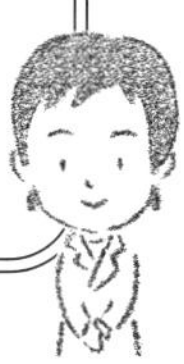

不当に傷つけられたら、怒っていい。怒りを表出するスキルを身につけよう

イヤなことを言われて傷ついたけど、何も言えずに固まってしまった、ということはありませんか？　私はけっこうあります。

そしてあとから、「ひとこと言い返してやればよかった」と悔しさがこみあげてきて、いつまでも頭から離れないこともあります。

「逃げる、戦う、固まる」。これらは急なストレスに遭遇したときの、生き延びるための無意識の反応です。

その場で言い返せなかったのは、「固まる」というひとつの対処行動だったともいえます。
言い返す＝「戦う」という選択肢を取れば、その場はすっきりしたかもしれませんが、あとあとまで人間関係に響くのもやっかいなので、「固まる」で正解だったのかもしれません。

気をつけたいのは、同じ相手に対して「その場では言い返せないけれど、あとでもやもや・イライラする」という状況が繰り返されるときです。
そのような場合は相手と対等な関係が結べていなかったり、その相手が無自覚にあなたを「自分の所有物」「自分の思い通りになる人」だと考えていて、他者として尊重していない可能性があります。

このような関係性の中にいると心が蝕まれるので、できるだけ早く、心理的・物理的な距離を取るほうがよさそうです。

いつも怒りを抑え込んでしまいがちな人は、適切に怒りを表出するスキルを学びましょう。まずは**自分自身に対して「不当に傷つけられたら怒っていい」と認める**ことが第一歩です。

「どうせ自分なんて」「自分さえがまんすれば」という自動思考に陥りがちな人は、自分を傷つけるものの侵入を見すごしてしまいやすくなります。

傷つけられていい人なんていません。

傷つき体験を誰かと比べる必要もありません。

基準が難しいなと思ったら、自分の大切な人を想像して、「その人が○○をされたらどう感じるか」と考えてみてください。それで許せないことなら、自分がされても怒っていいのではないでしょうか。

これまで、きついことを言われても愛想笑いをしていたところを、驚いた顔をしてみたり、「は？」とつぶやいてみたりするだけでも、立派な抵抗になります。少なくとも自分をごまかさずにすむという意味ではストレスが減少すると考えられます。

「うまく怒れない」という人は、これまで怒りを溜め込みつつ、なんとかその場をしのいでがんばってやってきた人だと思います。

そういう人は、よくがんばってがまんしたね、偉かったねと過去の自分を十分ねぎらってあげてください。そして、少しずつ怒りを表出するスキルを会得していきましょう。

あなたでいるために

がまんばかりで怒りを忘れた人は、
怒りを表出するスキルを磨こう！

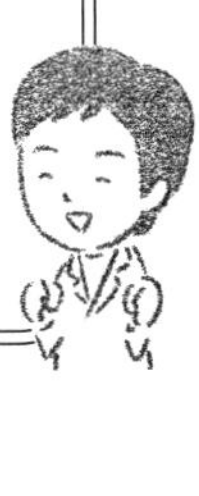

支配されていることに気づいたら、その関係は断ち切るとき

幸せな自分を想像できない、幸せって何かイメージできないときは、今の生活に疲れすぎているのかもしれません。**幸せを感じにくいときは、誰かに支配されているサイン**です。生活を少し見直してみる必要があります。

支配されている人は、支配されているとはなかなか気づきにくいものです。でも、何かちょっとでも違和感があるときは、人に相談してみることも大事です。今、違和感を抱いている人との関係性について、客観的な意見を聞いてみましょう。

最初は、「みんなあの人のことを悪く言うけれど、彼（彼女）にもいいところはあるし」と反発を覚えるかもしれません。でも、違和感がずっと消えないのなら、そこから目を背けず直視しなければいけません。「そうはいってもあの人は私を大事にしてくれているし」という思いもあることでしょう。しかし、あなたが何度も傷つき続けているのだとしたら、それはあなたが「本当に大事にされている」ということとは、どうやら違うように思います。

いくら「あの人に悪気はないんだから」と思っていても「人のイヤがること・困ることを繰り返す」というのは、わかりにくい悪意であり、あなたが親切であるがゆえに持続する行動です。これを許していると、自分が傷つき続けるだけでなく、相手自身が失敗したり責任を取ったり成長したりするチャンスを、根こそぎ奪うことになります。どちらにとってもマイナスです。

傷つけられていると うすうす感じながら離れられないのは、「見捨てられスキーマ」や「服従スキーマ」に端を発する、「自分にはこの人しかいない」「見捨てられたくない」という自動思考にとらわれているからなのかも。あるいは、**今まで尽くしてきた時間が惜しくて、それを取り返したいという執着（サンクコスト効果）がある**のかもしれません。

でも、このままその人にかかずらっていると、もっと時間のムダです。「ほかにももっといい人がいるはず」と発想を変え、「今まで一緒にいてくれてありがとう。でももうあなたがいなくても大丈夫」と心の中で決別しましょう。

あなたでいるために

自分の中の違和感を信じて、不健全な関係は断ち切ろう。

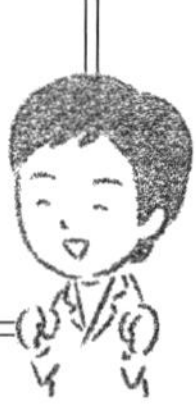

本当は一度死んでいて、〝今は余生〟と考えるくらいでちょうどいい

私たちがよく耳にする「一度だけの人生なんだから、思いきり楽しまなくちゃ」というような言説は、元気なときはいいのですが、しんどいときにはどうにも重い言葉です。

ああ、私は一度きりの人生を、また今日も一日このようにムダにしてしまった……と、不必要な罪責感をもたらすこともしばしばです。

そもそも「一度きり」と言われると、とても貴重なものを任されたように

思えて、荷が重いのです。

それなら、**いっそのことすでに〝一度死んだこと〟にしてみましょう。**

今は、おまけのボーナスステージのようなもので、ちょっと天上界からこの世を体験しに来ているだけ、と考える日があってもいいでしょう。

一度きりの人生を楽しみたければ楽しめばいい。それが重荷になるなら、ちょこっと体験のつもりで気楽にいきましょう。

「せっかくここまで来たのだから」とか「今しかないチャンスかも」とか言われるのも重荷ですよね。

観光地に行って、「せっかくここまで来たのだから、あそこにも行ってみましょう」と言われると、行かないとソンな気がしてきます。気が乗らないから行かなかった場合は、「やっぱり行くべきだったのかな」と、後悔の念におそわれます。

何かのチャンスが巡ってきたときに、「今しかないチャンスかも」と思いつつ、気分が乗らなくてチャレンジしなかったら、「せっかくのチャンスをムダにした」と自責の念にかられます。

そういうときも、**「この人生、おまけなんだから、ま、いいか」**と思えれば気がラクです。

「一度だけなんだから」「せっかく○○だから」「今しかないから」とか、人から言われても、大きなお世話。タイミングを決めるのは、あくまでもあなた自身です。タイミングを外しても、それはそれでいいのです。

あなたでいるために

人生、お試しなんだから
そんなに真剣にならなくても大丈夫！

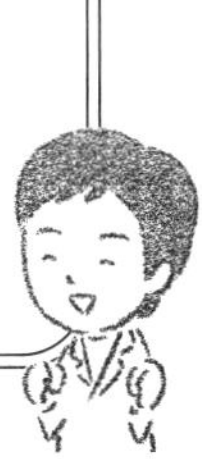

5 あなたもあの人も「いい人」なんかじゃない

みんなに好かれたい、いい人でいたいと思うのは人の常ですが、いつもそうやって無理をしているとしんどくなります。

そんなときは思いきって「いい人」をやめてみてはどうでしょう。いい人をやめたからといって、みんなにそっぽを向かれることはありません。離れていく人がいても、「いい人のふり」をしてまで引き留めるほど大事な人ではないはずです。

自然にふるまうあなたのほうが、人には魅力的に見え、本当の友人になれるかもしれません。

相手の気持ちを
わかってあげようとしても
ひとり相撲になるだけ

「あんなこと言って悪かったかな」「嫌われちゃったかな」などと、相手の気持ちを想像して落ち込んでしまうこと、ありませんか？

そんなあなたは、とても優しいのだと思います。でも、考えすぎるとちょっと疲れてしまいますね。

なんでも「自分のせいかも」と考えてしまうのは、「**自己関連づけ**」の自動思考パターンに陥っている可能性があります（39ページ参照）。

これは単なる〝考え方の癖〟なんだ、真実ではないのだと気づくとラクになるかもしれません。


自分と他人は持っている脳が違うので、考え方は違います。同じ状況にあっても、あなたと他人が同じことを考えている保証はどこにもありません。**あなたが相手の気持ちを想像したところで、1割くらい合っていたら上出来**です。


むしろ他人は、自分の思いもかけないところで嬉しくなったり悲しくなったりしているものです。

相手の気持ちを想像して楽しいうちはいいのですが、想像して苦しくなるのは虚しいだけです。

だって、相手はなんとも思っていないかもしれないのですから。

それなのに勝手によくない想像をして心が苦しくなると、芋づる式にネガティブな考えばかりが浮かぶようになります。

そうなると思いがけず相手の言葉を悪く解釈し、悪人や敵に仕立て上げてしまい、ひとり相撲に陥ってしまう危険性すらあります。

他人の気持ちは、他人の持ち物。

相手は相手なりに、怒ったり泣いたりする権利があり、計り知れない事情もあります。こちらが手出しをしたり、変えたりすることはあきらめて、邪魔せずそっとしておきましょう。

あなたでいるために

相手の気持ちは相手のもの。
尊重するなら気にしないようにしよう。

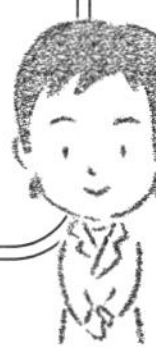

嫌いな人には嫌われるくらいでちょうどいい

私は嫌いな人のことを「嫌い」と言えませんでした。

「嫌い」と思うことすらいけないことだと思っていました。

小さい頃から「みんなと仲よくしなさい」と言われてきたので、それができない自分はダメな子だとずっと思っていたのです。

「友だちは多いほうがいい」「みんなに好かれなければいけない」というバイアス（先入観・偏見）にも苦しめられました。

みんなに好かれよう、嫌われないようにしようと相手の顔色をうかがったり、本当は嫌いな人にまで好かれようとして自分を曲げてみたり。ムダな努力をしてきました。


みんなを好きになるなんて不可能。

みんなに好かれることも不可能。

そう気づくと、すこしラクになりました。


人の気持ちは人の持ち物。

自分は好かれているのか嫌われているのか、相手がどう思っているかなんてわかりません。

好きな人に嫌われるのは悲しいですが、自分のことを嫌いだと思う人にまで好かれようと努力するのは不毛です。

「**嫌いな人には嫌われるくらいでちょうどいい**」と考えてみてはどうでしょ

う。**嫌いな相手に嫌われたということは、相手が自分との相違点を認めてくれたということ**なので、自己主張ができている証拠。

誇るべきことです。

自分を曲げてまでしておつき合いをしていると、いつしか上下関係ができあがり、気づいたときには相手に支配されていることがあります。

そもそも自分がどうがんばっても、一定数には嫌われ、一定数には好かれるもの。だから、**誰にも嫌われないための努力というのは割に合いません。**

他人の感情の深読みをあきらめたり、嫌いな人と距離を取ったりすると、最初は少し罪悪感を覚えるかもしれません。

そんなときは、もう少し未来の、自由に心穏やかにすごしている自分を想像してみましょう。

そんな自分のほうが、なんだか幸せそうではありませんか？

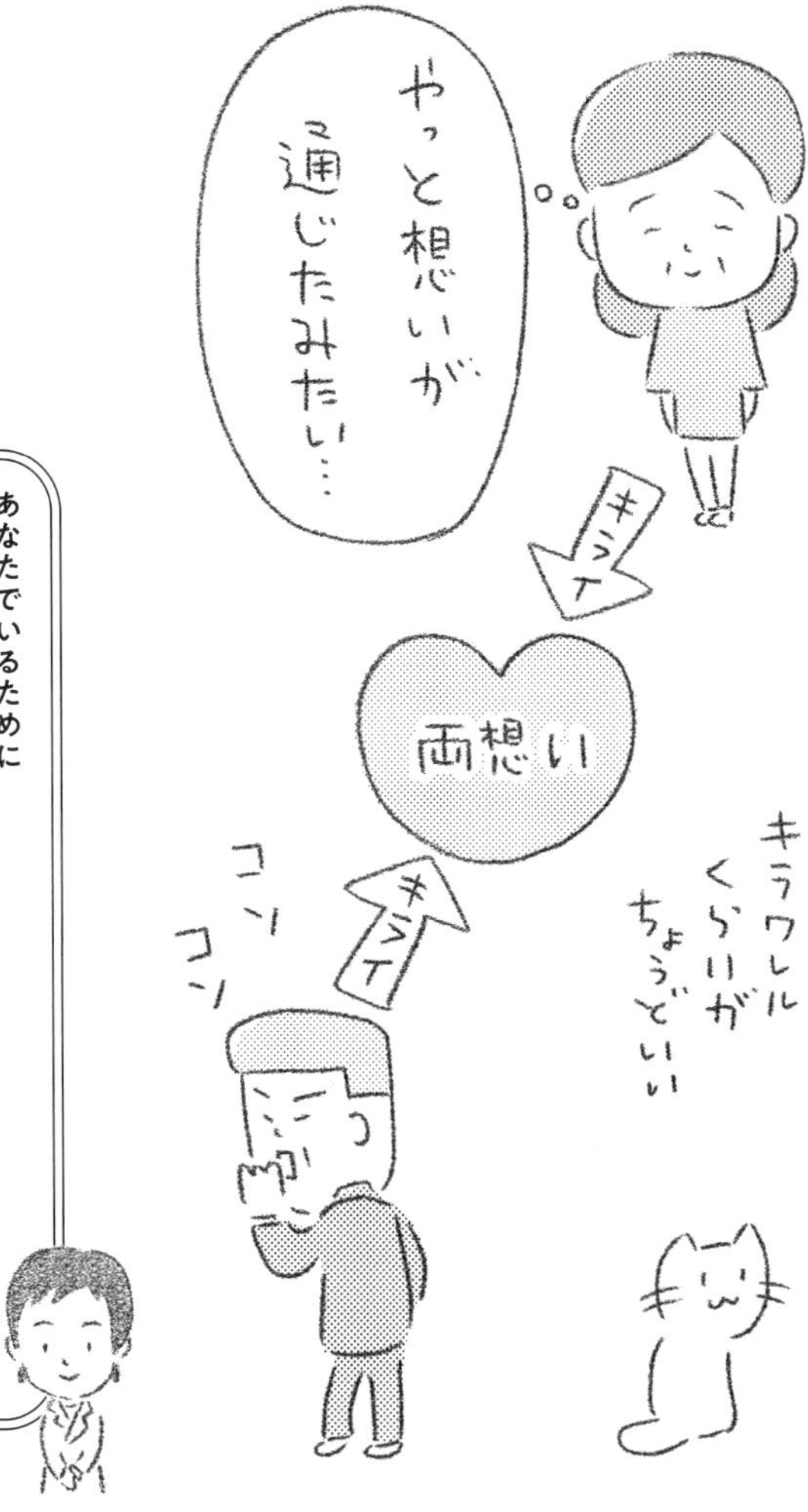

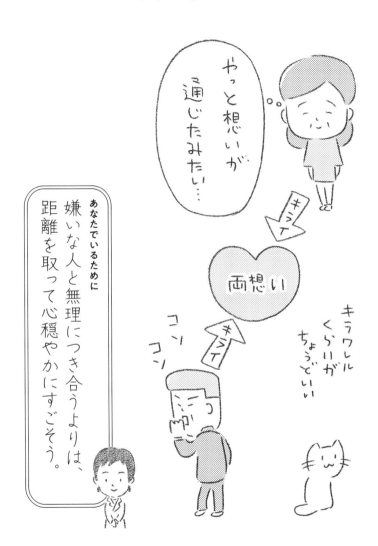

あなたでいるために

嫌いな人と無理につき合うよりは、距離を取って心穏やかにすごそう。

全員に好かれようと
思わない。
相手にとってもそれは迷惑

友だちがいないことが悪いことではありませんし、友だちがいるほうがいいとも限りません。でも、コミュニティの中で「話せる人がほしいな、うまくつき合いたいな」と思うのはごく自然な気持ちですし、その温かい気持ち、すばらしいことです。

でも、「うまくつき合いたい」という気持ちが高じて「みんなに嫌われないようにしなきゃ」と考え、誰に対しても必要以上に下手《したて》に出てしまうとしたら要注意です。

場合によっては「この人は何を言っても大丈夫な人なんだ」と受け取られて、結果的にいつも自分を曲げてがまんしながらつき合う……なんてことにもなりかねません。

「自分ががまんすればまるく収まるなら、それでもいい」と思う人もいるかもしれませんが、実際のところ相手からすると「どこが本心かわからない人」とはつき合いにくいものです。

がまんした気持ちが、多かれ少なかれ顔や行動に出ることで、相手は〝言葉と態度が不協和なメッセージ〟を受け取ることになります。

そうなると、受け取った側は居心地の悪さを感じるので、結果的に遠ざかっていってしまうかもしれません。

自分の中にも「こんなにがまんしてやったのに」と、勝手に見返りを求めたくなる気持ちが出てきてしまいます。

なんだかよくないループに陥りそうですね。

おすすめとしては、自分が「この人素敵だな、いいとこあるな」と思った人だけに、見返りを求めずに近づいてみることです。

友だちを求めるあまり、誰にでもアプローチをしてしまうと、「友だちはできたけれど自分は削られた……」という本末転倒な結果になりかねません。

そもそも人間は関係性の中を生きているので、全員に好かれることも全員に嫌われることもありません。

特に無理をしなくても、あなたがそのまま自然にしているだけで、そのコミュニティの中の誰かに好かれる公算は大いにあります（ただし、それを受け止めるかどうかは別の話です）。

さらにいえば、**友だちをまるごと「よい人」「悪い人」でジャッジすると苦しくなる**ことがあります。違う人間なので全部肯定できるはずがありません。「よいところ」と「苦手なところ」はそれぞれあって当然。

全部を受け入れられないことで嘆く必要もありません。

自分も他人も、ろくでもないところはあるものです。互いのよいところで関わっていく、ぐらいでよいのでは。いいとこどりの精神でつき合っていくと、うまくいくのではないでしょうか。

あなたでいるために

自然のままのあなたを好きな人は、必ずいる！
焦らず、無理をしないで。

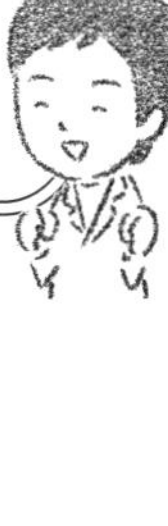

他人のやったことに金輪際、責任を負わない

子どもが悪く言われると、自分が悪く言われたような気になったり、自分が責任を取らないといけないような気になったりしますよね。

あるいは、家族や友人、会社の同僚が、トラブルに巻き込まれると、自分の責任のように感じてしまうこともあります。

これは、他人と自分の境界線（**自他境界**といいます）があいまいになっていることによって起こるのです。

あなたと他人はまったく別もの。あなたが責任を負うことはできませんし、その必要もありません。

逆に、あなたも他人の人生に立ち入りすぎたり、相手を自分の思い通りにコントロールしようとしてはいけません。

でも、日常生活の中で、日々、他人の領域を侵害したりされたりということはよく起こっています。

たとえば、「私が〇〇なのはあなたのせいだ」と他人のせいにする、「私の言うことがきけないのか」「こんなこと常識だ」と自分の要望や価値観を他人に押しつけるなどは、他人の領域に土足で踏み込むような行為です。

逆に、みんながやりたがらない役割を断り切れずに引き受けてしまった、子どもが叱られると自分が叱られているかのように責任を感じてしまう、家族の介護や世話のために自分の人生を犠牲にしてしまうという人は、一見、やさしくて責任感があるようにも見えますが、自分の領域が他人に侵されていることに気づいていない可能性があります。

自他境界がはっきり区別できている人は、自分の問題と他人の問題を明確に切り分けることができ、イヤなことには「Ｎｏ」と言えたり、「それは自分の責任ではない」と、一線を画したりすることができます。

自他境界の区別があいまいで、常に他人の侵入を許している人は、自分がどんどん削られますし、いつも他人の価値観でジャッジされ続けるうちに、自己肯定感も下がってしまいます。

なんだか自分ばかり人のために尽くしているみたいで割に合いませんね。自分の領域をしっかり守り、「人の責任まで追わないぞ」と決意したほうがよさそうです。さもなくば、自分の責任がおろそかになります。

「自分だけ、割を食っている気がする」
「いつも一方的に押しきられている気がする」
「それって相手の都合じゃない？」

など、少しでも「おかしいぞ」と思ったら、自分の領域が侵されている可能性を疑いましょう。そして、「それは私の責任ではありません」と、きっぱり言いましょう。そして自分の責任に集中しましょう。

相手が親やパートナーであっても同じです。相手を一《いち》人格として認め、責任は自分で取ってもらいましょう。

あなたでいるために

他人の領域は侵さず、自分の領域も死守しよう。

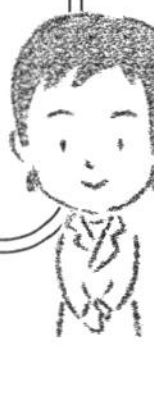

怒っている人の機嫌をとる必要はない。怒りんぼうは放置が鉄則！

「もしかして、あの人、私に怒っているのかな？」
相手のさりげない仕草から、相手の感情を悪いほうに推測してしまうこと、ありませんか？

「どうして怒っているのかな」「私が怒らせたのかな」「もしかして、先日の、あのことかな」「でも、どうしてそんなことで怒るんだろう、私のほうが怒ってもいいところなのに」「もう知らない、勝手に怒っていればいいじゃん」

こんなひとり相撲が、頭の中でどんどん進んでいきます。相手の本当の意図がわからないままに、なぜか結局は自分が余計に怒ったり落ち込んだりします。

このもやもや、いったい何なのでしょう。

「**投影**」という言葉を聞いたことがあるでしょうか。心理学の言葉で、「自分の持っている気持ちを、無意識のうちに自分自身ではなく他人が持っているように感じること」を指します。

特に、自分自身に対する否定的な思いや相手に対する怒りなど、自分で持つには少し重たい気持ちが生じたときに、〝投影〟が起こりやすいようです。無意識なので自分では気づきにくいのが特徴です。

「私のせいで空気が凍りついた！」と思う気持ちもこれと同じ。自分が「ちょっと失敗したなあ」と思う気持ちを周囲に〝投影〟してしまい、「もしかして、自分のせいで空気を悪くしてしまったかも」と、悪いほうに推測してしまうのです。

だけど、実は周りはそんなに気にしていないものです。むしろ好意的に受け取っていた、なんてこともあり得ます。

自分の不安や焦り、そして怒りが周囲に投影され、他者の一挙手一投足が悪いほうに曲がって解釈され得るということを知っておくと、すこし気持ちが軽くなるのではないでしょうか。

ちなみに、子どもの頃に、親の機嫌をうかがってうまく立ち回らないといけない環境で育った人は、つい「相手は今、怒っている」↓「自分のせいかな」→「なんとかしなきゃ」と考える癖がついていることがあります。

「実は相手は怒っていないかもしれない」という可能性を念頭に置いておくと、すこしラクかもしれませんね。

そもそも**誰かが怒っていても、あなたが機嫌をとる必要はありません。**

「あ、また癖が出た」と、どっしり構えていきましょう。

あなたでいるために

機嫌が悪い人は、勝手に機嫌を悪くしているだけ。
あなたのせいじゃない。

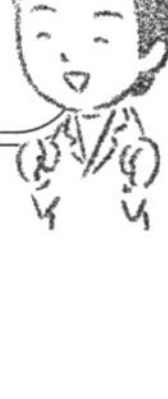

6

もうすこしだけ「マシ」に生きる術を身につける

この世はなかなかに生きにくいものです。でも、まともにぶつかっても痛手を負うだけ。

これまでは、すこしでも傷を小さくするために、自分の思考の癖に気づいて考え方を変えてみたり、「今、ここ」に集中して、イヤな気持ちを手なずけたりする方法を一緒に考えてきました。

ここでは、もうすこし主体的になって、なるべくマシに生きるための行動について模索してみましょう。

どうせ引きこもるなら、なるべく快適に

会社に行かなきゃと思うけれど、体が動かない。行かなきゃと思うだけで胸がどきどきしたり、お腹が痛くなったりする。そんなときは、「こんな自分はダメな人間だ」と考えて、ますます落ち込んでしまうものです。

でも、どうか自罰的になりすぎないでください。

好きで生まれてきたんじゃないんだし、生きているだけで上等じゃないか！　と開き直ってみましょう。

会社に行けないのは、あなたのせいではなく、会社に問題があることも少なくありません。上司からの理不尽なダメ出しや、体をこわすほど過剰な長

時間労働などは、しかるべき窓口に相談しましょう。

窓口としては、厚生労働省の**労働条件相談「ほっとライン」**（https://www.check-roudou.mhlw.go.jp/lp/hotline/）や、都道府県労働局や労働基準監督署の**総合労働相談コーナー**などがあります。

学校が合わない場合も、いじめや問題教師が原因なら、積極的に学校や教育委員会に訴えていく必要があります。とはいえ、そういう問題から極力目をそらす学校や教育委員会もあります。そういう場合は、**NPO法人学校安全全国ネットワーク**（https://gakouanzen-network.com/）など、民間の相談窓口もありますから、あきらめず、行動をしてみてください。

らちがあかないなという場合は、いっそ、いったん引きこもるのもありかもしれません。心や体にストレス反応が出てしまうほど会社や学校がつらいなら、危険を冒してまで行く必要はありません。

そして、**どうせならなるべく快適に引きこもりましょう**。将来の不安に対しては、ただ悩んでいても何も変わらないので、相談機関を探してみましょう。259ページに相談先リストを掲載しています。

不安や気分の落ち込みで引きこもるなら、精神科の受診を考えてみてもいいでしょう。精神科医にかかる方法は第4章で紹介しています。

引きこもることに罪悪感を持ったり、「早く引きこもりをやめなければ」と焦ることはありません。

ある程度の見通しがある「快適さ」をもって引きこもることで、次につながる心のエネルギーが充填されてきます。安心感のない引きこもりでは、ただただ頭の中だけが忙しく、ゆっくり休むことができません。

快適に引きこもりながら、今後進む道を考えたほうが、焦ってジタバタするよりも、よりよい答えが見つけられますよ。

あなたでいるために

快適に引きこもりながら、今後の道を考えよう。

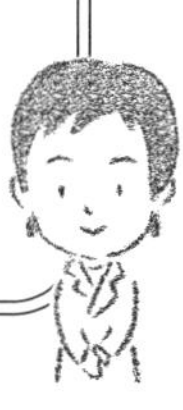

不安に打ち勝って行動するか、行動しないで不幸を選ぶか

不安って、この先どうなるかわからない、見通しのなさからくることが多いものです。こういう場合は、情報を集めることで不安が解消されることがあります。

たとえば、事故で電車が停まってしまったとき、何のアナウンスもないと不安でたまりませんよね。でも、車内アナウンスで、なぜ停まったのか、何分後に復旧するかがわかると安心します。

情報があるとないでは大きな差があります。得られる情報は、積極的に得ておくことが大切です。

自分が病気をしたりケガをしたりして働けなくなったときに初めてわかりますが、高額療養費制度（高額医療費の自己負担を限度額以上支払った場合、限度額を超えた金額が還付される）や傷病手当金《しょうびょうてあてきん》（後述）、生活保護（生活に困窮している人を国が扶助することによって最低限の生活を保障し自立を促す）など、日本はいざというときのセーフティネットが意外にしっかりしています。でも、基本的に自分で調べて申請しなければ何ももらえません。だから情報収集が大事なのです。

しかし、そもそも情報を調べることができない、補助を受けるための書類を書くことができない、助けを求めるための行動が起こせない、ということもあります。

その理由としては、情報取得や手続きがわかりづらい、または心身のエネルギーが落ちている場合などがあるでしょうが、心配なのは「動いて不安が募るくらいなら、今のままでいい」と思ってしまう場合です。

そのようなときは、自分が一国の姫や王子になったつもりで動いてみましょう。**あなたはどんなときも、必要なおもてなしを社会から受けるべき存在です。**最初は面倒ですが、セルフおもてなしスピリットを発揮して、必要なおもてなしをもぎ取りましょう。

私も心を病んで仕事に行けなくなったとき、どこかに助けてくれる先がないかと探しました。

すると、「こんなところにもカウンセリンググルームがあるんだ」とか、働けなくてお金に困っていたけれど「傷病手当金がもらえる」とか、情報を得たことでけっこう安心したものです。

傷病手当は健康保険の被保険者であれば、病気やケガで働けない日が3日以上続き、その間、会社から十分な報酬がもらえない場合は4日目から、本来の報酬の日額のおよそ6割が支払われます。

この制度を知らなくて、もらえるお金をもらっていない人もいます。

申請のしかたは、全国健康保険協会のウェブサイトなどに記載があります。膨大な説明文に圧倒されたときは、記載されている問い合わせ先に電話をしてみたり、相談できそうな人がいれば直接相談してみたりしましょう。

私は具合が悪かったときに「自分にはもらう価値がない」と思い込み、貯金もないくせに申請しなかった手当金があり、大変後悔しました。私の失敗を糧《かて》にして、堂々と申請してください。

一見面倒な手続きも、順番に一つひとつこなしていけばなんとかなりますし、その作業に集中することで、いろいろな不安が軽くなっていきます。

あなたでいるために

積極的に調べ行動し、
先が見えない不安を軽減しよう。

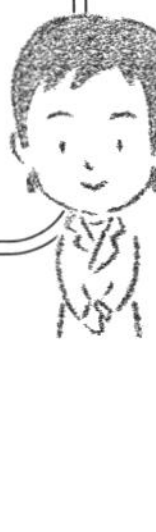

行動を変える、
選択肢を
増やす

3

じっとしていると、
悪い考えに支配される。
だったら動いて、行動して！
コーピングの手段は、
たくさんもっておこう。
これがダメなら
あっちがある！

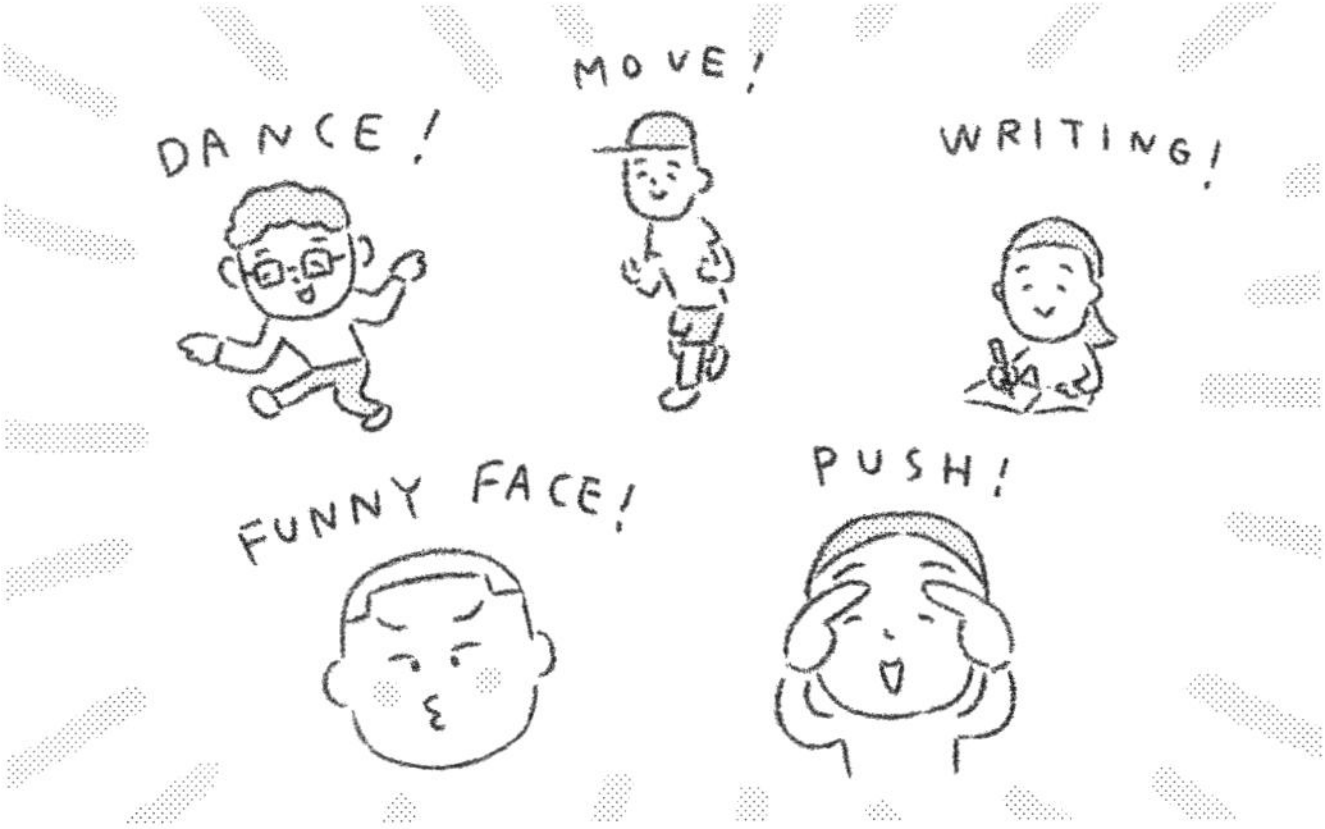

1 一瞬で不安や恐怖を解消するコツ

涙が止まらない、ドキドキして息が苦しくなる、体の震えが止まらない、自分を傷つけたくなる……そんなとき。

「自分はダメだ」という思いが止まらない、後悔することばかり思い浮かぶ、マイナスのことばかり考えしまう……そんなとき。

それは、あなたの心と体が発している「警告サイン」です。

誰かに助けを求めるか、自分で自分をケアする行動をしないとヤバイ！という合図です。そんなときに、簡単にできて、その「とらわれ」から解放されるセルフケアの方法を紹介します。

不安や恐怖でドキドキしてきたら、10秒だけ息を止めてみる

子どもの頃、不安や恐怖が強くなりすぎて、「まずい、どうしよう！」と思ったとき、私はよく息を止めていました。目をぎゅっとつむって、お腹にぐっと力を入れ、息が苦しくなったら、ぱっと力を抜く。

誰に教えられたわけでもありませんが、そうすると心が落ち着くことを経験的に知っていました。あとになって思えば、リラクゼーションの基本中の基本である、「**漸《ざん》進《しん》性《せい》筋《きん》弛《し》緩《かん》法《ほう》**」をそれと知らずにやっていたのです。

これは、体の各部位の筋肉を10秒ほどぎゅっと緊張させたあと、ぱっと一

気にゆるめることを繰り返して心と体の緊張をほぐす方法で、１００年ほど前にアメリカの精神科医エドモンド・ジェイコブソンが開発したものです。体を弛緩させることで副交感神経が優位になり、リラックスモードになります。

とはいえ、力を抜くというのは意外に難しいので、慣れない人は、まず全身に力を入れてから、頭の中で「手のひら」「腕」「肩」「脚」「顔」……と、一つひとつ意識しながら順番に力を抜いていくとうまくいきます。

「あ、力が抜けた」と、感じながらやることで、だんだんコツがつかめるようになっていきます。

不安や恐怖が強くて心臓がドキドキする、震えが止まらない、というときに、緊急避難的に行なうコーピングとして、ぜひ覚えておいてください。

あなたでいるために

困ったら、とりあえず10秒息を止めて緊急避難。

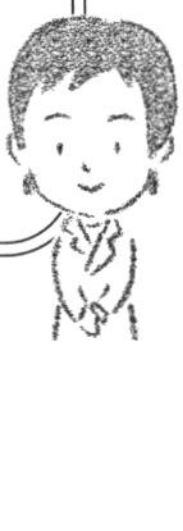

何でもいいから、とりあえず祈っちゃおう！あなたの好きなフレーズで

不安でパニックになりそう、怖くて足が震える、怒りが抑えられない、というときは、〝祈りの言葉〟を唱えると落ち着くことがあります。

祈りの言葉は、「ピンチはチャンス！」とか「生きてるだけで偉い」「失敗しても死ぬわけじゃない」とか、自分をリラックスさせてくれる言葉であれば何でもいいです。あらかじめ書いておいて、手帳とか机の前とか、目につきやすいところに貼って、いつでも思い出せるようにしておくとより効果的。

ちなみに、何も思いつかない人は、「**それでも私が幸せでありますように**」

など、ダイレクトに自分の幸せを祈ってしまいましょう。

世の中には、「自分が幸せになっていいのかな」と思ったり「自分だけが幸せになってはいけない」と思っている人がたくさんいます。

でも、自分が幸せにならなければ、他人を幸せにすることはできません。

あなたが幸せになることは、ほかの誰かを幸せにするためにも必要なのです。

あなたでいるために

堂々と〝自分の幸せ〟を祈っていいんだよ。

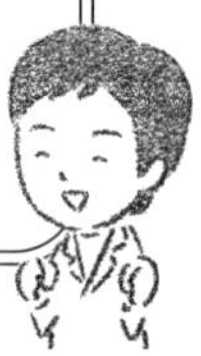

つぼトントンで心を落ち着けよう

体にあるつぼを手でトントンとたたくことで、心を落ち着けることができます。これは、アメリカの心理学者、ロジャー・キャラハン博士が1970年代の終わりに発見した「**思考場療法**《しこうばりょうほう》」(Thought Field Therapy®＝TFT)といわれる心理療法で、レジリエンス(回復力・弾力)を高めたり、不安や恐怖を取り除いたり、心拍数の改善、トラウマ症状の改善などに効果があることが証明されています。

やり方はとても簡単です。

165ページの図にあるつぼを、困りごとに合わせた順番でタッピングしていきます。たとえば不安なときは、眉頭《びとう》↓目の下↓わきの下↓鎖骨下、といった順番です。

わずか数分で終わり、副作用もありません。医療現場や教育現場などで、幅広く取り入れられつつある方法です。

ＴＦＴの手順は、以下で見ることができます。ぜひ試してみてください。https://www.jatfft.org/stress-caring.html

ＬＩＮＥで友だち登録をすると、困りごとに合わせたタッピングの方法を動画で見ることができます。なお、鎖骨に触れた手をタッピングしながら呼吸する「さこつ呼吸」は、寝る前にもやもやが止まらなくなったときに効果的です。ぜひ動画でチェックしてください。

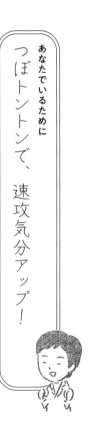

あなたでいるために

つぼトントンで、速攻気分アップ！

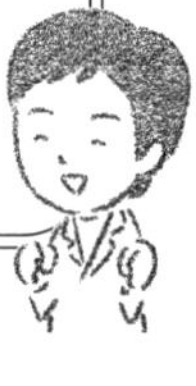

〈タッピングするつぼの位置〉

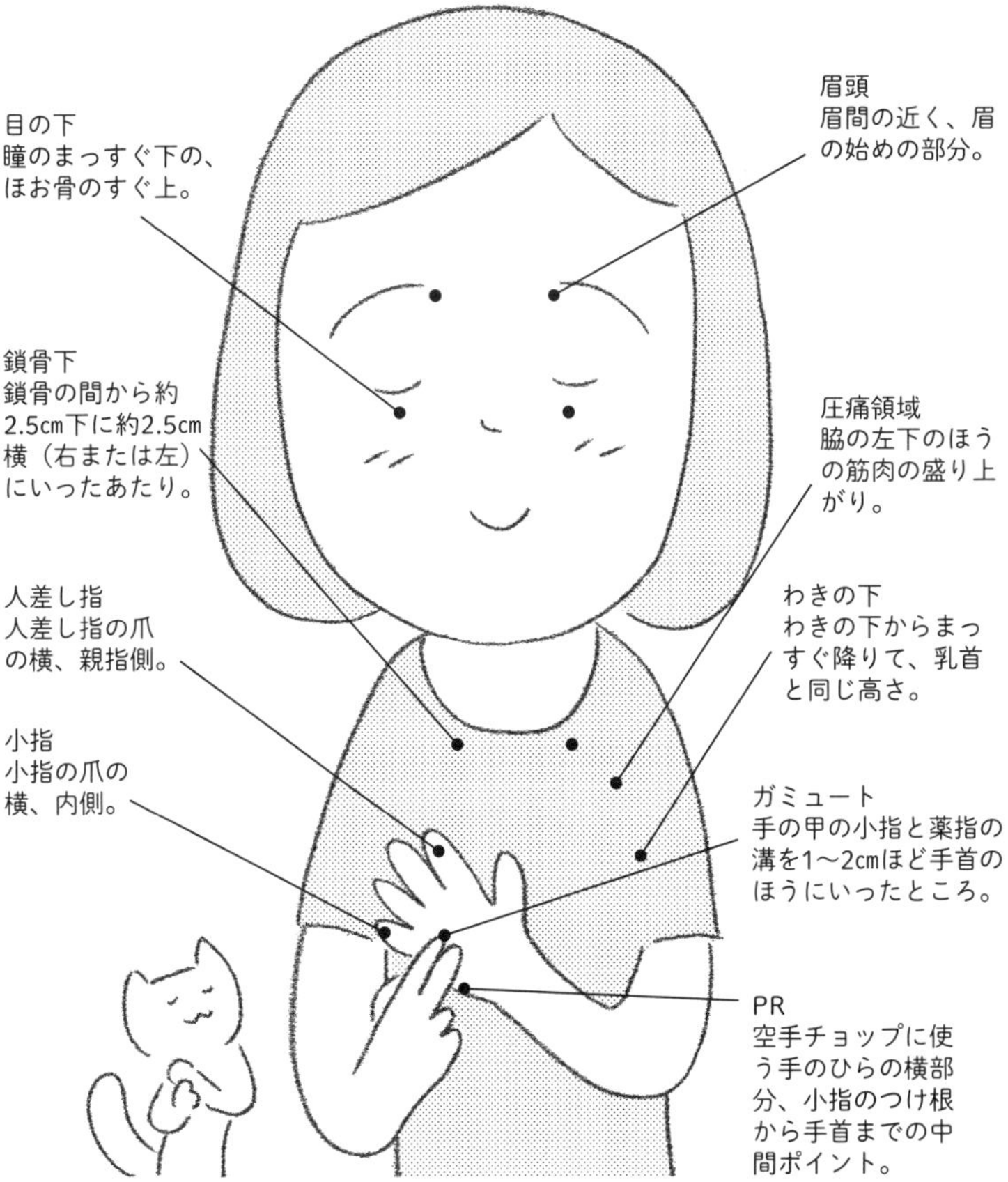
眉頭
眉間の近く、眉
の始めの部分。
目の下
瞳のまっすぐ下の、
ほお骨のすぐ上。
鎖骨下
鎖骨の間から約
2.5cm下に約2.5cm
横（右または左）
にいったあたり。
圧痛領域
脇の左下のほう
の筋肉の盛り上
がり。
人差し指
人差し指の爪
の横、親指側。
わきの下
わきの下からまっ
すぐ降りて、乳首
と同じ高さ。
小指
小指の爪の
横、内側。
ガミュート
手の甲の小指と薬指の
溝を1〜2cmほど手首の
ほうにいったところ。
PR
空手チョップに使
う手のひらの横部
分、小指のつけ根
から手首までの中
間ポイント。

2 イヤなことばかり考える負のループを断ち切る！

ここからは、比較的時間のあるとき（緊急避難が必要ではないとき）にできるセルフケアの方法を紹介します。

人間の脳は、本能に任せていると、どんどんネガティブな思考回路に陥っていきます（DMN↓33ページ）。

この負のループを意図的に断ち切って、自分をポジティブに保つコツをいくつもそろえておきましょう。イザというときに、あなたを守る武器になってくれるはずです。

だらだらするなら、躊躇《ちゅうちょ》しないで積極的に

「だらだらする」というとどういう印象を持ちますか？

「そういう時間も必要だよね」と思うでしょうか。それとも「そんなの時間のムダ」と思うでしょうか。

がんばりやさんは、「だらだらする」ことをムダな時間ととらえてしまいがち。だから、こういう人は、忙しくなると、休息をとったりエネルギーを補充する時間から先に削ってしまう傾向があります。

でも、自分をケアする時間をないがしろにすると、すこしずつ疲弊していきます。「だらだらする」という一見ムダな時間を排除することによって、仕事の生産性をむしろ落としてしまうのです。がむしゃらだけでは、いい仕事はできません。

だから、**あえて「だらだらする」時間をスケジュールに入れましょう**。予定がびっしり詰まっているほうがモチベーションが上がるという人なら、「だらだらする」という項目を、仕事とか友だちとの約束と同じように、手帳に書き込みましょう。「だらだらする」という言葉に抵抗があるなら**「自分をケアする」とか、「自分時間」とか、何でもいいので自分が前向きになるネーミングにするといい**と思います。

そしてその時間は何もしないか、自分の好きなこと（ただしがんばらなくてもできること）をするのです。

「だらだらする」ことに罪悪感を覚えるのなら、「私はいい仕事をするために積極的にだらだらしているのだ」と自分に言いきかせると、すこし心が軽くなるかもしれません。

「だらだらする」といっても何をしたらいいかわからない、という人もいるでしょう。でも、難しく考えなくても大丈夫。テレビを観る、好きな音楽を聴く、ネットで動画を観る、雑誌をぱらぱら眺める、二度寝、三度寝をするなど、何でもいいのです。そして、「あ～、ムダな時間をすごしてしまったな」ではなく、「リフレッシュできてよかった」と声に出して言ってみましょう。そんな時間を、週に1回でも持てるといいですね。

あなたでいるために

だらだらしていることに罪悪感を持たなくていいよ。
より生産性を上げるためなんだから!

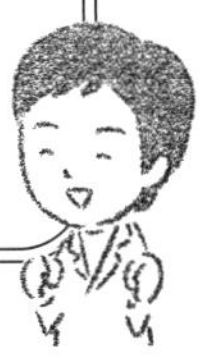

無意味なことに真剣にハマる

人間の脳は、ぼ〜っとしているとデフォルト・モード・ネットワーク（DMN）が働いて、過去のネガティブな記憶とリンクしたり、不安や恐怖をつかさどる扁桃体が活性化してしまうということは、すでに何度もお話ししましたね。

イヤなことを思い出してくよくよ悩んでしまうときは、「DMNが働きだしたな」と自覚して、それを断ち切るための行動を取りましょう。

手軽にできる行動として、たとえば、鏡の前でヘン顔をしてみる、めちゃくちゃなダンスをする、壁を力いっぱい押して感覚を味わうなどはいかがでしょう。なんだかまったく意味がないことですが、**無意味なことを一生懸命やることに意義があります**。

そのほか、アルミホイルをできるだけ小さく切り刻む、A４の紙をできるだけ小さくちぎって紙吹雪をつくる、小さな紙で折り鶴を折ってみるなどもおすすめ。どんどん紙を小さくして限界まで挑戦してもおもしろいかもしれません。

細かい作業をして脳の意識を指先に集中させることで、DMNが鳴りを潜め、ネガティブな思考回路を断ち切ることができます。

あなたでいるために

より意味のないことを、一生懸命やるのが効果的！

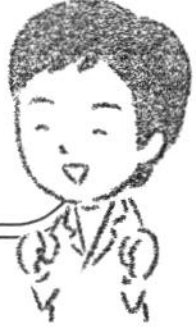

〝呪いの言葉〟を自分の外に取り出して、客観的に観察する

スキーマ（41ページ）が発動しているときは、ネガティブな口癖が無意識のうちに出てくるものです。

たとえば、「私ががんばらなきゃ」「私さえがまんすれば」「○○するべきだ」「できないのは自分が悪いんだ」「どうせできっこない」「やっぱり自分はだめだ」などなど。

これらは、スキーマが発動することによって出てくる〝呪いの言葉〟です。わざわざとらわれる必要はありません。

呪いの言葉から逃れるためには、マインドフルネス、つまり「今、ここ」に集中して、自分の今の体験や頭の中に浮かんでくる感情を、いっさいの評価なしで観察することが有効です。

この要領で、次々と浮かんでくる〝呪いの言葉〟を観察してみましょう。

おすすめは、**浮かんでくる言葉を紙に書いて、自分の外に取り出すこと（外在化）**です。

感情を言葉にして取り出すことで、客観的に眺められるようになります。

書き出すことで、「今、ここ」に集中できるのもポイントです。

書いているうちに心が落ち着いてきましたね。

この作業自体が、コーピングになります。

あなたでいるために

紙に書いて取り出して、〝呪いの言葉〟を追い出そう！

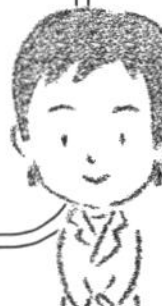

頭の中でぐるぐるしている
イヤなことを、
整理してモニタリングする

「しんどい」とか「生きづらい」と感じて、ネガティブな思いが頭の中をぐるぐるしているときは、何があなたを苦しめているのか、その「出来事」を紙に書き出しましょう。

頭の中の考えを紙に書いて外に取り出し、視覚化する「外在化」についてはすでにお話ししましたが、外に取り出してすこし距離を置いて眺めることで、その「出来事」を客観視することができ、冷静に対処できるようになります。

この方法は、認知行動療法における「**セルフモニタリング**」のひとつ。自分を自分で観察するということです。

ストレスを感じている自分を、すこし離れたところから、「ふーん、そういうことで悩んでいるんだね」と眺めているイメージです。

このときのポイントは、①出来事、②気持ち、③考え、④身体、⑤行動の5つに分けて書くこと。こうすると頭の中が整理しやすくなります。次ページの図を参考にしてください。

書くことで、気持ちが落ち着いてくるという効果もありますし、これを続けていくと、自分の考えや行動のパターンがわかってきます。

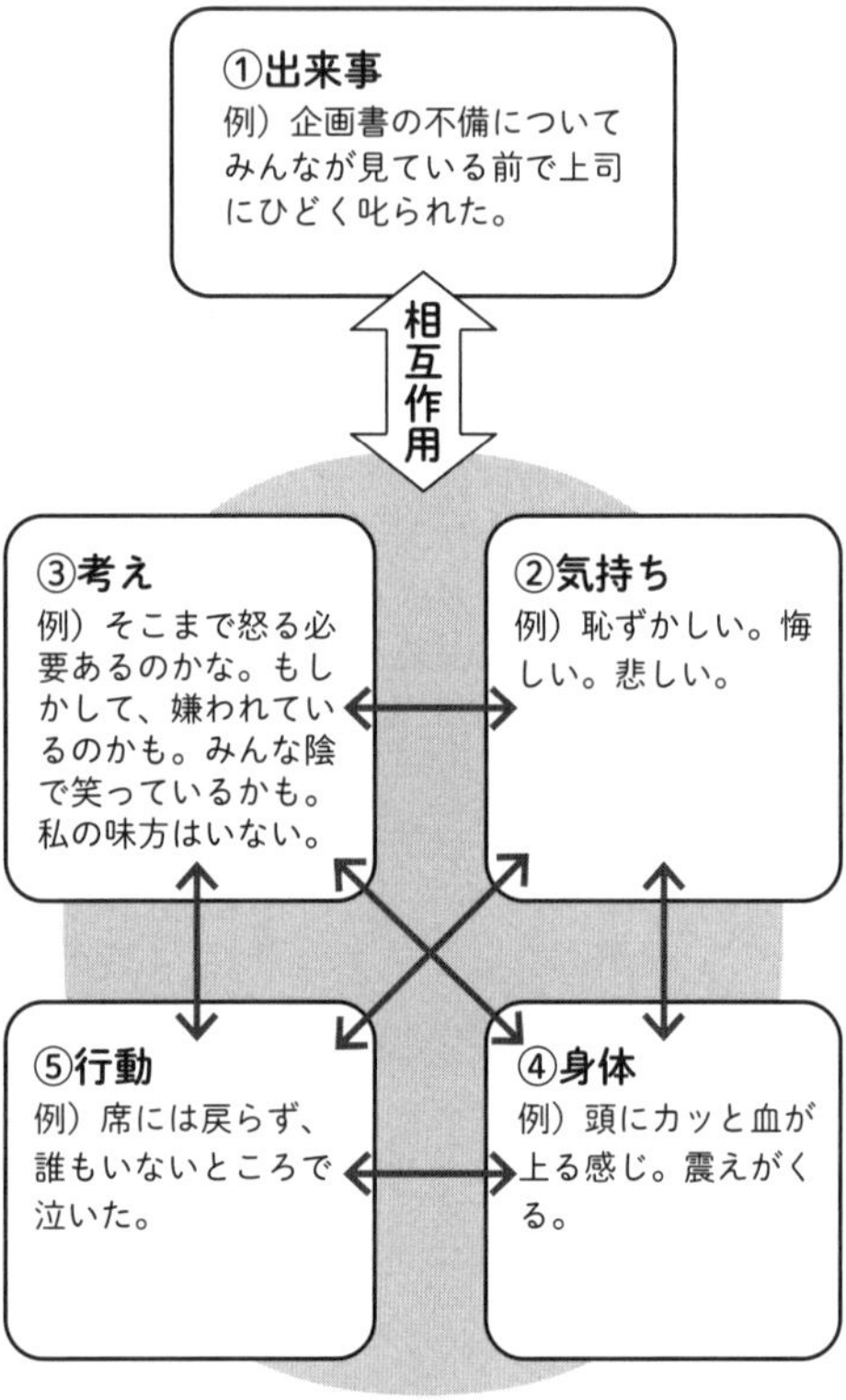

①出来事
例）企画書の不備についてみんなが見ている前で上司にひどく叱られた。
相互作用
③考え
例）そこまで怒る必要あるのかな。もしかして、嫌われているのかも。みんな陰で笑っているかも。私の味方はいない。
②気持ち
例）恥ずかしい。悔しい。悲しい。
⑤行動
例）席には戻らず、誰もいないところで泣いた。
④身体
例）頭にカッと血が上る感じ。震えがくる。

あなたでいるために

紙に書き出すことで、〝苦しみの正体〟を
冷静に見ることができます。

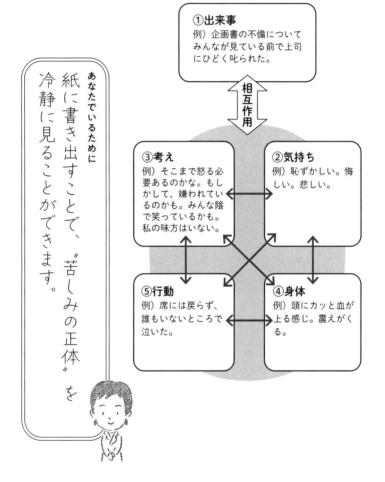

体を動かして、ネガティブ思考を無理やり頭から追い出す

体を動かすのも、ネガティブ回路を断ち切るために効果的です。散歩、ウォーキング、ジョギング、腹筋、ストレッチ、ヨガなど、できそうなことからやってみてください。歩いたことのない道を歩いてみるのもいいですね。この先に何があるんだろうというワクワク感が脳を刺激して、不安やストレスを取り除いてくれます。

腕立てふせやスクワットなど、筋トレに励んでみるのもおすすめです。

体に負荷がかかる運動をしていたり、筋肉に集中していたりすると、ほかのことを考えることができないので、ネガティブな思考が入り込む隙がありません。また、筋トレは続けていると、確実に昨日の自分よりも鍛えられていることが実感できるので、モチベーションアップにもなります。

そして、たとえ怠けてしまっても、筋肉には鍛えたときの記憶が残っているので、すこし中断したくらいなら、すぐに元に戻るといわれています。

続けることにこだわって日常生活に支障が出るようであれば、やらないほうがいいですが、もともと体を動かすのが好きという人には、おすすめのコーピングです。

あなたでいるために

筋肉に集中することで、ネガティブ思考を排除しよう。

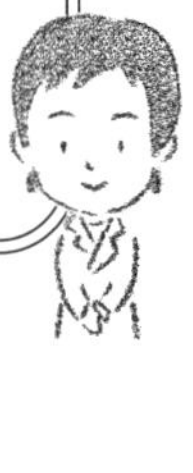

芸術鑑賞や推し活は脳を幸福にする

オーストラリアのある研究で、**芸術的な趣味に週2時間以上を費やす人は、それ以下の人よりも精神的な幸福感が高い**という結果が出ています。[*4]

これには、美術館や博物館を訪ねたり、ライブに行ったり、劇場でお芝居を観ることも含まれます。趣味や推し活に励むのもよさそうですね。

週1回の芸術鑑賞が幸福感を増大させ、[*5] その効果はバーチャル鑑賞でも得られることがわかっています。[*6] 穏やかな絵は不安感を低減し、[*7] 唾液中のストレス関連ホルモンを低減させる効果があることも示されています。[*8] また、セロトニン、ドーパミンの分泌も活発になるので、不安やストレスの軽減に効果があるのです。

作品の細部を一つひとつ集中して見ることは、マインドフルネスにも通じますね。気に入った作品を見つけたら、「この色はどうやって表現したのだろう、絵具のでこぼこがすごい、筆のタッチが細かい」など、じっくり時間をかけて観察してみましょう。

美術館の醸し出す、ゆったりとした非日常的な雰囲気も、脳にはよい刺激になりそうです。

あなたでいるために

趣味や推し活は、どんどんやって
脳を元気にしよう！

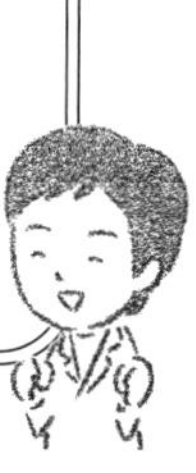

実際には行かない旅行のプランを空想する

オランダの研究者が旅と幸福感について1530人を対象にアンケート調査をした結果、**旅行を計画した人は幸福感が上がり、それは8週間も続くことがわかった**[*9]そうです。

一方、実際に旅行をした人は一時的に幸福感が上がるものの、旅行から戻るとすぐに元の状態に戻ることもわかっています。

また、旅行をして幸福感が上昇した人は、旅でリラックスできた人のみで、旅でストレスを感じた、あるいは普通だったと感じた人は、幸福感が低下したそうです。

つまり、多くの人は、**旅行に行ったあとよりも計画しているときのほうが、幸福感が上がる**ということです。

旅行のプランを考えるだけで幸せになれるなら、お金も時間もかからなくてお得ですね。ぜひ、コーピングリストに加えましょう。

自分の行きたい国、行きたい場所を思い浮かべたり、泊まりたいホテルを調べたり。

地図を見て、ルートをいろいろ模索するのもおもしろそうです。

きれいな写真を集めて、自分だけのガイドブックをつくってもいいですね。

空想だけでなく、やっぱり実際に旅をしたいと思うなら、そのときは思いきって出かけてみましょう。

旅行中は、日々、新しいことを見聞きするので、自然と「今、ここ」に集中する、マインドフルネスの状態になれます。
そのためにも、あれこれ予定を詰め込みすぎず、リラックスした旅にしましょう。幸福感も上がるはずです。

あなたでいるために

旅に行かなくても、計画するだけで幸福感がアップ！

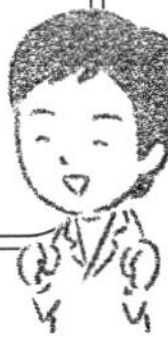

心地のいいことをする、心地いいものに触れる

気分が落ち込むと、自分のことなんてどうでもよくなってしまいます。これは危険なサイン。**まず、何でもいいから自分が「心地いい」と感じることをしてみて**ください。

もふもふしたものを抱きしめる、大地に寝っころがる、森の中を歩く、よい香りをかぐ、おいしいものを食べる……。自分にとって心地よい刺激を積極的に探して、それで身を固めましょう。それが幸せへの道筋となります。

心が疲れ切っているときは、暑いとか寒いことにも気づかないことがあります。寒いときは暖かい服を着るだけで、心が落ち着くものです。

自分で自分の機嫌をとること、自分を助けることを、それこそ朝、顔を洗ったり歯磨きをするのと同じくらい当たり前のルーチンとして、日々の生活に組み込むようにしましょう。

あなたでいるために

「自分のケア」は最優先でルーチンに入れること。
遠慮しないで！

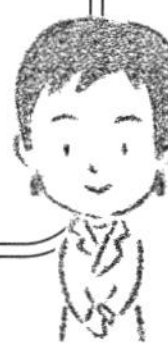

3 ポジティブ思考は一日にしてならず

人間は自然に任せておくと、ネガティブな思考回路のほうが、ポジティブな思考回路より強くなります。そして、使わない回路はどんどん退化していきます。

積極的にいいこと、楽しいことを考えてポジティブな思考回路を活性化させましょう。

どうしてもポジティブになれないときは、ネガティブ思考を無理やりポジティブに変換するワークをぜひ試してみてください。そして、あなたの脳内をポジティブな語彙《ごい》でいっぱいにしましょう。

ひたすら、楽しいことを空想する、妄想にふける

「宝くじが当たったら」「どこでもドアがあったなら」「憧れのあの人とお近づきになれたなら」「今度、あの賞がとれたら」「もし、起業したら」……。「こうなったらいいいな」をあれこれ空想してみると、なんだかワクワクしますね。お金もかからないし、誰にも迷惑をかけず簡単にでき、かつ効果的なセルフケアです。

「夢みたいなことを考えると、かえってむなしくなる」という人もいるかも

しれませんが、**脳がポジティブなことを考えるためのトレーニングだと思ってやってみて**ください。

繰り返しますが、人間の脳は、本能に従うとネガティブなことを考える回路のほうが働きやすくできています。これは、太古より人間の身についた、外的から身を守り生き延びるための知恵ですから、変えようがありません。

ネガティブなことを考えるトレーニングはもう十分。

今必要なのは、ポジティブなことを考えるためのトレーニングです。

脳からの情報は、シナプスを介して神経細胞に伝達されます（複雑になるので説明は省略します）。

そして、シナプスを要とする神経回路は、使えば使うほどスムーズに流れるようになります。逆に、使われないと流れにくくなります。

つまり、**ネガティブなことばかり考えていると、そっちの回路ばかりが発達してしまい、ポジティブなことがあまり考えられなくなってしまう**わけです。

ネガティブな思考回路を断ち切るためにも、鈍っている神経回路に油を差すようなつもりで、意識してポジティブなことを考え、妄想にふけりましょう。

あなたでいるために

ポジティブな思考回路を意識的にたくさん使って強化しよう！

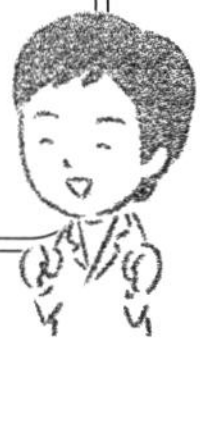

何でもかんでもポジティブに言い換えるゲーム

いつも、ついついネガティブ思考に陥って、なかなかポジティブに考えられないという人は、**何でもポジティブに言い換えるゲームがおすすめ**です。

自分が超ポジティブ人間になったつもりで、ゲーム感覚でたくさん考えてみましょう。スマホのメモ帳などに書いて、ときどき見返して、自分のボキャブラリーとして定着させてしまいましょう。

多少強引であってもOKです。左ページの表を参考に、ネガティブ⇒ポジティブ変換を楽しみましょう。

ネガティブ思考		ポジティブ思考
自信がない	▼	謙虚でいいな！
怒られたくない	▼	私って慎重だな！
何か言われたらへこみまくる	▼	何か言われないようにがんばれていいな！
何もする気になれない	▼	やる気になったときはスゴそう！
どうせ失敗するにきまっている	▼	やらない後悔よりやった後悔！
すぐに死にたくなる	▼	失うものがなくていいな！
気分のムラが激しい	▼	多面的な考え方ができていいね！
何も楽しくないし、趣味もない	▼	楽しいことを探す旅は楽しい！
今日は調子がいいけど、また落ちるだろう	▼	死なずにすんだら、またいい日がある！

あなたでいるために

「ポジティブ語録」をつくって、
いつでも言い換えできるようにしておこう！

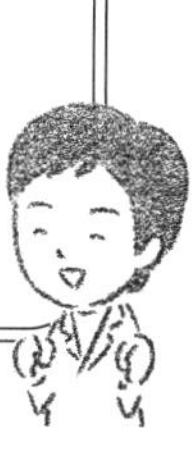

4

日常生活で実践する「毎日マインドフルネス」

自分の「今、ここ」の出来事や感情を、いっさいの批判や評価なしで眺め、味わうのがマインドフルネス。

マインドフルネスのスキルが身につくと、感情をコントロールしやすくなり、ネガティブ思考にうまく対処できるようになります。

ただ、一朝一夕に身につくものではないので、日常生活の中に、マインドフルネスを取り入れ、1日数分でもいいので、実践するようにしましょう。

呼吸に集中して、不安やストレスを雲散霧消させる

ＤＭＮが活性化しているときは、頭の中で不安な考えばかりがぐるぐる回るという脳の誤作動が起きています。これを断ち切るために有効なのが「今、ここ」に集中するマインドフルネスです。

最もベーシックな方法は、**「呼吸に集中する」**こと。

私たちは自然に呼吸をしているので、普段は呼吸を意識することなどないと思いますが、あえて呼吸に意識を集中してみましょう。

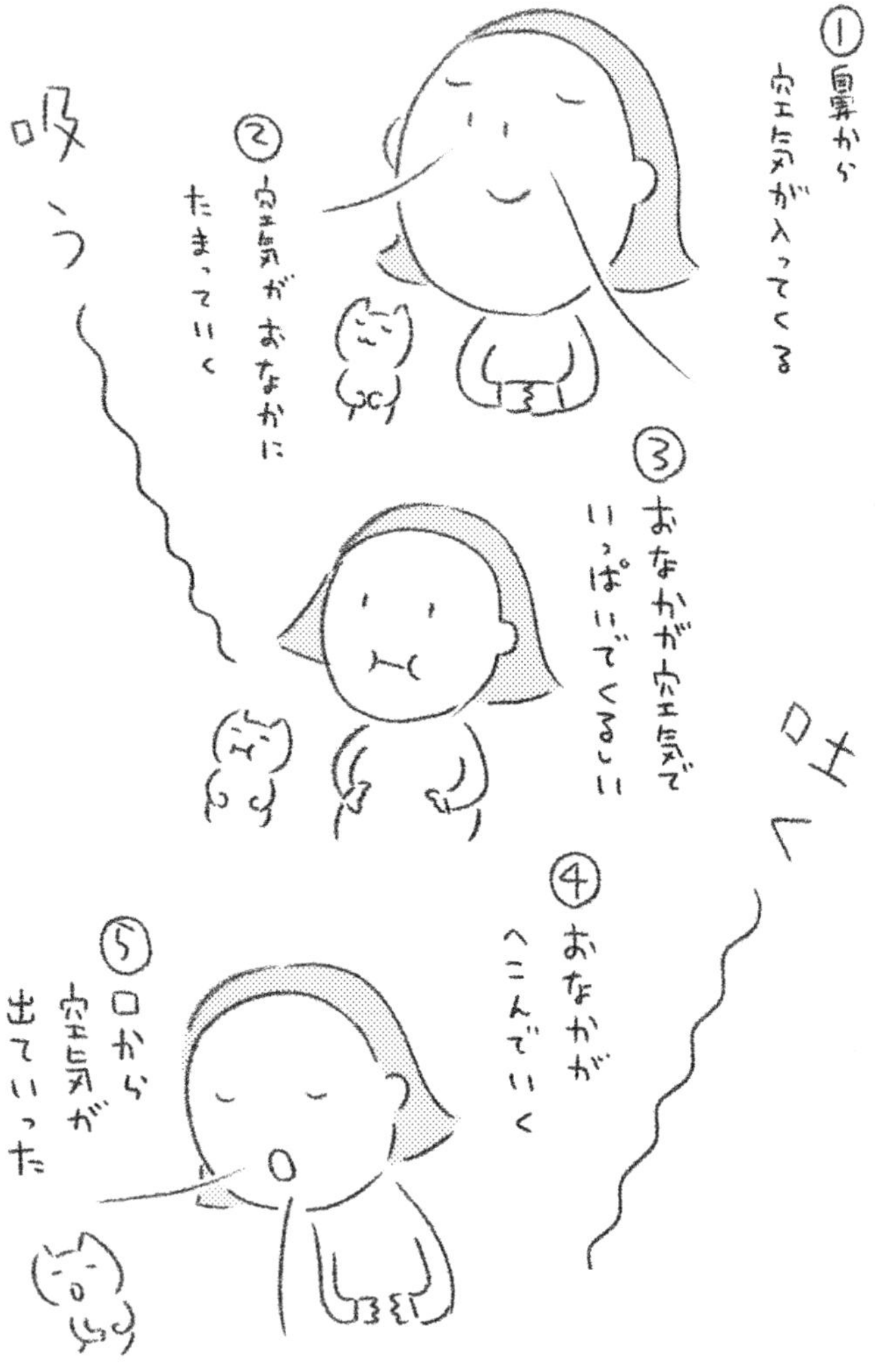

①鼻から
空気が入ってくる
②空気がおなかに
たまっていく
吸う
③おなかが空気で
いっぱいでくるしい
吐く
④おなかが
へこんでいく
⑤口から
空気が
出ていった

右のイラストを参考に、目を閉じて、自分が心地よいと感じる早さで呼吸をします。「吸って、吐いて」と、呼吸のことだけを考えてください。

特に、吐くほうに意識を向けます。

これ以上吐けないところまで吐ききると、自然と体は息を吸ってくれます。

呼吸に意識を集中していても、将来の不安や仕事の悩み、人間関係など、いろいろなことが頭に浮かんでくると思います。

でも、それらをいちいち深掘りしたりジャッジしたりせず、ただ「こんなものが出てきたな」とありのまま受け取め、また呼吸に意識を戻します。

最初は1分間だけ。慣れれば2分、3分と時間を延ばしていきましょう。

あなたでいるために

一日一回、一分間だけ呼吸に集中しよう。

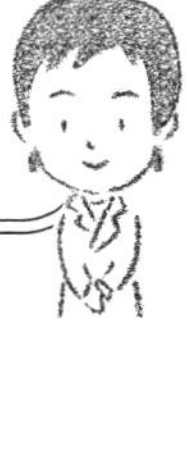

手慣れた家事に集中して、心をクリアにする

家事、していますか？　どうやって？　音楽を聴きながら？　パパっと時短派ですか？　週末にまとめて片づける派？

もちろん人それぞれのやり方でいいのですが、もし、ちょっと気持ちが疲れているなと思ったら、一つひとつの家事を集中して行なってみてください。

普段は無意識に手を動かして、いわば自動運転モードで流してしまいがち

な家事を、意識を集中させてしっかりやることで、いつものルーチンが、よりビビッド（生き生きとしたもの）になります。

それは「今、ここ」に集中するマインドフルネスに通じるもので、頭の中のネガティブな思考を断ち切るために効果的です。

たとえば洗濯物をたたむときも、衣服の色や形、手触り、匂いを五感で感じ、きちんと折り目をそろえてたたむ。**一つひとつの動作をゆっくり、丁寧に行なう**。ほかのことをやりながらではなく、その行為に集中することがポイントです。

あなたでいるために

家事は自分の動作に目を向けるチャンス。
ルーチンをビビッドにしてみよう。

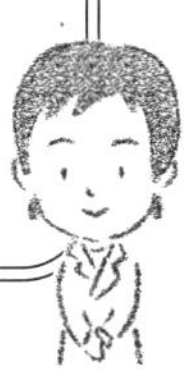

食材を愛で
ゆっくり味わう、
食べるマインドフルネス

料理をするとき、目の前の野菜がどこから来たのかに思いを馳せ、目で色や形を確かめ、新鮮な香りやみずみずしい手触りを感じながら、丁寧に包丁を入れる。トントントンと、まな板に包丁が当たる音も楽しむ。

食べるときも同様にゆっくり味わって食べてみる。

こうすると、食事も立派なマインドフルネスになります。

マインドフルネスの有名なエクササイズで、「**レーズンエクササイズ**」というものがあります。レーズンひと粒をものすごく集中して食べるワークですが、やり方は以下の通りです。

まず、レーズンの凹凸を目でじっくり観察します。手で触って感触を確かめ、匂いをかいだりします。そのあと口に入れますが、口の中に入れてもすぐには噛まないで、舌で形や味をじっくり感じます。それからようやく咀《そ》嚼《しゃく》する。飲み込むときの喉の感触も味わいます。

この数分間、レーズンのことしか考えません。**徹底的に、今、ここにあるレーズンに集中する**のです。レーズンだけでなく、ほかの食べ物や飲み物でもかまいません。1日1回、ひとくちだけでもいいので、食べるマインドフルネスにトライしてみましょう。

あなたでいるために

五感をフル活用して、料理も食事も楽しもう！

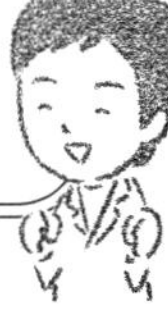

5 ほんのすこしの勇気で環境をガラリと変える

いろいろな方法を試してみたけれど、不安やストレスから逃れられない、どんどん自分が蝕まれていく気がするという場合は、物理的な環境に問題があることも考えられます。

思いきって環境を変えることが、解決の糸口になるかもしれません。手っ取り早い方法は、しんどい場から逃げる、辞める、捨てること。「そんなこと無理」と思うかもしれませんが、本当にそうでしょうか。実は無理だと思い込んでいただけかもしれません。自分の身の安全を守ること以上に大切なことなんてないのですから。

イヤな環境からは積極的に逃げよう

そこにいるのがつらく感じたり、自分が被害を受けているように感じられる環境にあまり長くいると、脳は「いくらがんばっても、結局ムダに終わる」と学習してしまいます。すると、最初から何もやらない、何もできないという状態になっていきます。

これを「**学習性無力感**」といいます。

学習性無力感について、有名なマウスの実験があります。外に逃げようとすると電流が流れる仕かけのケージにマウスを入れると、最初は外に出ようとするのですが、そのたびに電流が流れるため、やがて逃げなくなります。一度そうなったマウスは、電流が流れなくなっても、逃げようとしなくなるのです。

この実験によって、**ずっとネガティブな刺激を受け続けると、その刺激がなくなっても、行動しようとしなくなる**、ということが証明されました。

今、まさにそういう状況にいるというあなた。これまでよくがんばりましたね。

環境を選ぶ主体は、あなたにあります。「あきらめる」のでも「負ける」のでもなく、積極的退避です。自分が損なわれる環境は、こちらから手放してしまうことを、選択肢に入れましょう。

最前線で傷つき続けている兵士が回復するには、前線からの撤退が必要です。一線を越えた過酷な状況にさらされたままで回復することは、かなりの無理ゲーです。薬にもそんな力はありません。

「逃げるな」「甘えるな」「やる気を出せ」という人がいたとしたら、その人もつらいのかもしれません。でも、その人自身を救う責任は、その人にあります。また、あなたがいなくなる穴の責任は、あなたにはありません。まずは死ぬ前に前線撤退。

あなたは流れるはずのない電流を恐れていただけです。もうあなたを苦しめるものはなくなりました。外に出て、自由にふるまっていいのです。

一度逃げ出してみれば、「いったい、自分は何をあんなに恐れていたのだろう」と思うほど、心が軽くなるはずです。

あなたでいるために

もう十分がまんしたね。
もう誰も邪魔はしない。積極的に逃げよう！

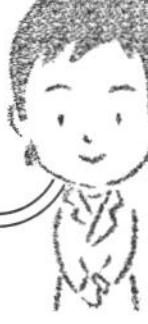

たまらなくイヤなら、学校だって会社だって辞めていい

会社がつらくてたまらないけど、「今辞めたら迷惑がかかる」「生活ができなくなる」、だから「辞められない」。

そう思ってがまんしている人は多いのではないでしょうか。

きっと、とてもまじめで責任感が強い人なんですね。今までよくがんばりましたね。

でも、本当は、辞められます。辞めていいんです。

私も以前、仕事を辞めています。

最初は私も「辞められない」と思っていました。辞めたらみんなに迷惑がかかるし、弱虫だと思われたくない。がんばれない自分が悪いのだと思っていました。

でも、その環境にいることで、死にたい気持ちが強くなりすぎて、具体的な準備に取りかかり、「このままじゃあぶないな」というところまできてしまいました。

私には小さな子どもがいました。普通なら、「この子のためにも死んじゃいけない」と、思い留まれるのだと思います。

でも人は、本当に追い詰められると、「子どもがいるから」と考える余裕すらなくなるのだと、そのとき知りました。子どもさえ歯止めにならない状況になってようやく、ことの重大さに気づき、精神科を受診する気持ちになれました。

そして、精神科医に診断書を書いてもらって仕事を辞めました。

「なんだ、辞められるんだ」と思いました。

体中に鉛のように張りついていた死にたい気持ちが、すこしラクになりました。と同時に、もっと手前の段階でSOSを出せばよかったと思いました。そして、そのさらに手前で、自分をよく知り、自分をケアする考え方や行動をたくさん持っておけばよかったなと思いました。

「生活のために辞められない」と思うこともあるかもしれませんが、そもそもストレスに見合う待遇を受けていないからこそしんどくなる、という場合もあります。傷病手当金（153ページ）などの生活保障制度もありますので、調べておくのもよいでしょう。

あなたでいるために
「辞められない」「逃げられない」は思い込みかも。
命を賭ける価値があるものはそんなにない。

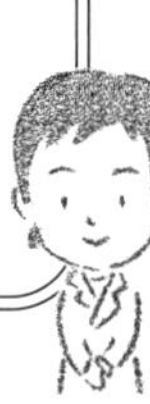

人だってモノだって、イヤならとっとと捨ててしまおう

いらないものを捨てて部屋を片づけると、気持ちがすっきりする——よくいわれますよね。

モノだけじゃなくて、人も捨ててしまっていいと思います。

自分にイヤなプレッシャーをかけてくる人、いつもチクリとイヤなことを言う人、どうしてもそりが合わない人……。そういう人は、面と向かって「絶交しましょう」とは言えなくても、心の中で捨ててしまいましょう。

あなたを苦しめる存在ならば、親だって捨ててもいい。親に対してだって、しんどいと思うことはあります。親だから捨てちゃいけない、ということはありません。

最近は、すこしずつ、本当にすこしずつですが、事情があって「親をどうしても愛せない」という人がいることが、理解される時代になりつつあります。

たとえば、親が要介護になったとき、「実はこういう事情で、親に情緒的に優しくできる心境になれない」と説明すれば、受け入れられる社会的基盤は醸成されつつあるのではないでしょうか。

「自分の親なのに薄情だ」という人は、たまたま自分の親子関係が、よいマッチングとなっていた（あるいはよいマッチングだと一方的に思っている）のでしょう。あまり真《ま》に受けなくていいかと思います。

人間関係が苦しければ、親でも距離を取ることを恐れないでください。そして親子関係が人間関係の鋳型《いがた》になっている場合には、「自分がつらく感じる関係こそが心地よい」と感じてしまうことや、離れることに罪悪感を感じることがあるかもしれません。

しかし、もはやそのように心理的に支配される必要は、ありません。あなたはもう小さい子どもではなく、自分で自分を幸せにできる存在ですから。

あなたでいるために

苦しい関係性に留まる必要はありません。
よい関係性にエネルギーを使おう！

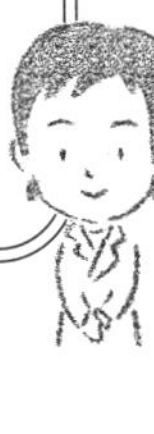

6 「キライ」「コワイ」「ツライ」を味方につける

ストレスの原因の中でも大きいのが人間関係。

イヤな人や状況に対する、「キライ」「コワイ」「ツライ」といった感情は、自然にわいてくるものなので無理に抑えようとするとよけい苦しくなるだけ。

であれば、それも自分の一部として受け入れる、あるいは、無理に消そうとせず、ちょっと脇に置いておく。まったく別の人ならどう感じるかな、と客観的に考えてみる……そんなふうに、「キライ」「コワイ」「ツライ」の感情を手なずける方法を知っておきましょう。

「感謝ゲーム」はネガティブを断ち切るコミュニケーション

他人のことを考えるとき、無意識でいるとどんどん猜疑心《さいぎしん》がふくらんで、「あの人は私のことをどう思っているんだろう」「嫌われているかもしれない」と、疑いの目をもって相手を見るようになってしまいます。

それなら、ネガティブモードを断ち切るために、何でもいいので小さなコミュニケーションを取ることが重要です。

難しければ**「感謝ゲーム」（＝ちょっとしたことに、感謝の言葉を言う）をし**

てみましょう。感謝の言葉は何でもいいです。

「いつもありがとう」（何が？　はこの際、気にせず）

「こないだのあれ、ありがとうね」（なんだっけ？）

「とにかく今日も生きている姿を見せてくれてありがとう」（心の中で）

声に出して感謝の気持ちを伝えているうちに、あるいは心の中で感謝をしているうちに、相手のことがあまりイヤでなくなったり、その人のいいところが見えてきたりするようになるかもしれません。

コミュニケーションが少なくなると、自分のみならず相手のほうでも猜疑心が膨らんでいく可能性があります（本来はそんなこと知ったこっちゃありませんが、自分のほうが立場が上の場合には、ケアする必要があります）。

感謝する言葉は、互いに傷つけないかたちの、ポジティブなコミュニケーションを生むきっかけになりやすいですね。

だけど、どうしても嫌いな人には、無理に感謝しなくてかまいません。感謝できる相手だけでけっこうです。

「嫌い」という感情も、あなたの一部。否定せず、ありのままに受け入れましょう。

抵抗しようとすると、より「嫌い」な気持ちが大きくなって手に負えなくなるかもしれません。

あなたでいるために

人に感謝をすると、あなたも元気になれますよ。

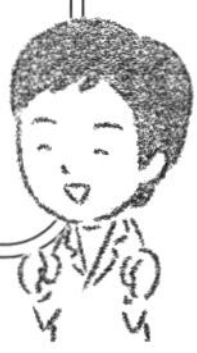

「嫌い」な気持ちを小脇に抱えて置いておこう

人が、嫌いな人に接したときの心の動きには、2段階あるといわれています。

ひとつは、「嫌いであることを、なんとかしてやろう」とする段階です。たとえば、「あの人が嫌いだから、こう言ってやろう」と、相手にダメージを与える言葉を考えたり、嫌いだからその人を考えないようにしようと試みたり、あるいは好きになるよう努力してみたり。

どんな行動であれ、「嫌い」という感情に反応して、なんとかしようとしていることに変わりはありません。

もうひとつは、「そうか、私はこの人が嫌いなんだ」と、嫌いであることを受け入れる段階です。嫌いなものは嫌いでOK。嫌いという気持ちを抑えつけるのをいっさいやめてしまうのです。

「嫌い」なんだからしかたがない、と開き直って、ちょっと脇に置いておく。**小脇に抱えるイメージ**でしょうか。

そうすると、どんどん膨れ上がっていく「嫌い」の感情と、それを抑えようとする困難さを最小限にすることができます。

その結果、**大きな敵だと思っていたものが、それほどのものでもなかったと思えるようになる**かもしれません。

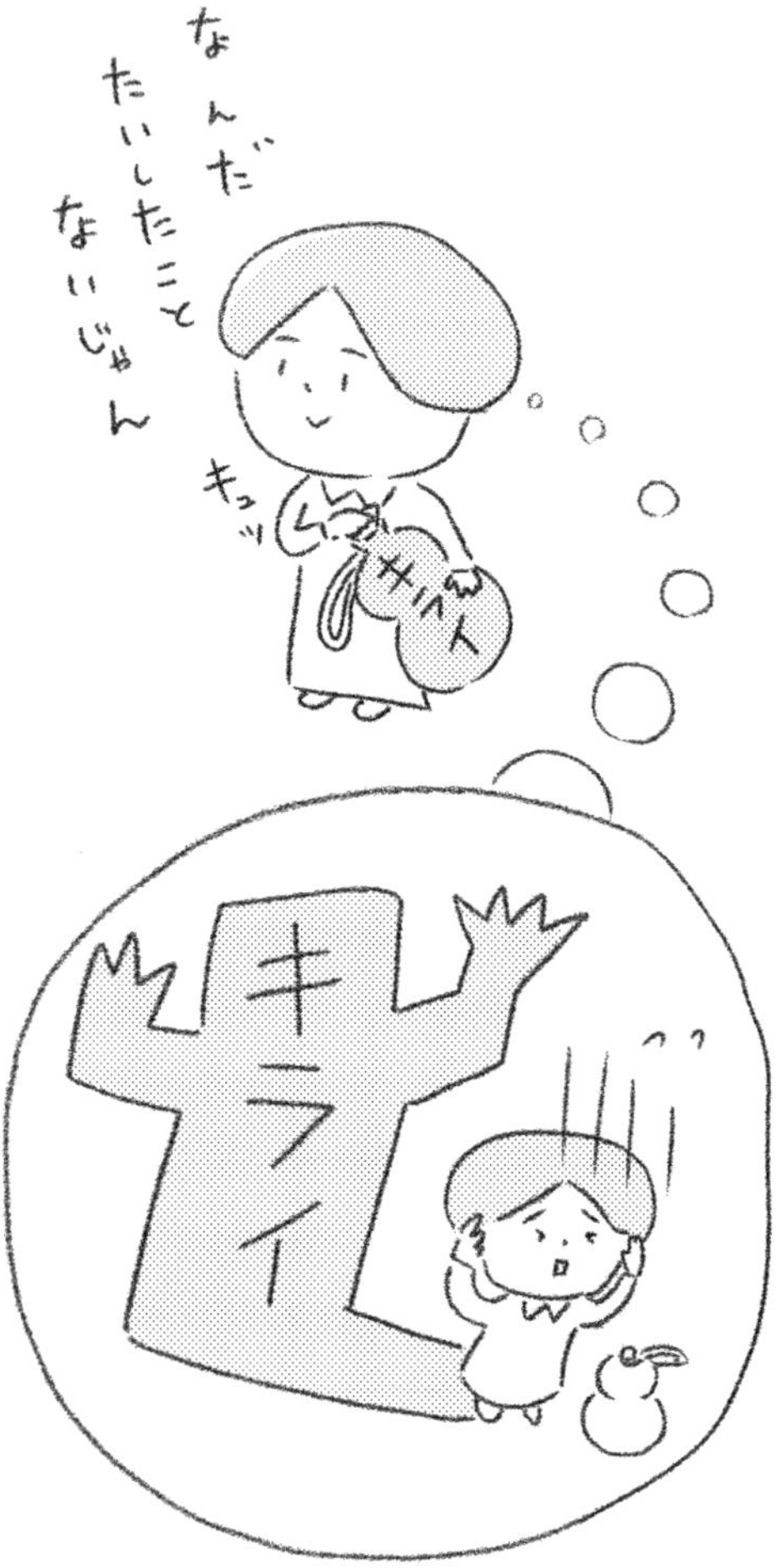
なんだ
たいしたこと
ないじゃん
キュッ
キライ
キライ

この、「小脇に抱える」というイメージは、いろんな場面で使えます。

すごくプレッシャーを感じるときに、「このプレッシャーを克服しなければ」と思うのではなく、「私は今、プレッシャーを感じているんだな、そうかそうか」と受け入れて、ちょっと小脇に抱えておく。イライラしているときはイライラを小脇に抱えておく。

こうすると、自分を圧倒してきてたものが、ちょっとした友だちのように思えてきます。

ただし、小脇に抱えるということは、比較的元気なときにできること。毎日涙が止まらない、死にたい気持ちがやまないというときは、すぐにSOSを出してください。

あなたでいるために

重大な問題も小脇に抱えると、大したことない気がしてくるよ。

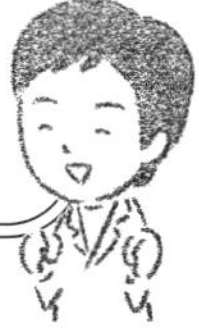

頭の中で別人になってみる

何かの出来事に対して「私のせいかも」「もうおしまいだ！」「きっとみんなに嫌われる」など、ネガティブな考えが止まらないときは、その原因となっている出来事や、そのときの感情を書き出してみましょう。

たとえば、朝、出勤したら上司の機嫌が悪かったというケース。

●**出来事**：上司の機嫌が悪かった。

●**考え**：昨日提出した資料のできがよくなかったのかな。

●**感情**（%）：**憂鬱80%、焦り70%**

次に、別の人間になったつもりで、ほかの考え方を書いてみましょう。

「それって上司の問題でしょ」

「直接言われてないことに対応する必要ないじゃん」

「同じ給料もらっているんだからどうでもいいじゃん」

などなど。

もしあなたの仲のいい人が悩んでいたら、どんな声をかけてあげるかな、とか、ずうずうしいあの人なら、こんなふうに考えるんじゃない？　などと想像してみると、答えやすいでしょう。


これを見て、もう一度、感情を評価してみましょう。いかがですか？

●**出来事**：上司の機嫌が悪かった。
●**考え**：不機嫌を顔に出さないでよ、子どもじゃないんだから。
●**感情**（%）：**憂鬱20%、焦り10%**

〈感情を評価するワーク〉

①状況　●いつ？　●どこで？　●誰と？　●何をしていた？

今朝、出勤して上司に挨拶をしたけれど、目を合わしてもくれなかった。

②自分はどう思った？

- 昨日、何か悪いことをしたのかな？
- 提出した資料がよくなかったのかも

③気分は？（％）

憂鬱80％、焦り70％

④友人だったらどう思うだろう

- 単に挨拶が聞こえなかったんだろう
- 何か言われたわけでもないんだから気にしなくていいよ
- 何かイヤなことでもあったんじゃないの？

⑤気分は？（％）

憂鬱20％、焦り10％

減っている！

おお、随分減っていますね。

こういうことを何度も繰り返すことで、**認知の歪み**（自分の考え方の癖に従って誤った解釈をすること）を修正していくことができます。

「こころコンディショナー（https://www.cocoro-conditioner.jp/）」というウェブサイトにいくと、チャットボットと会話しながら、このワークができます。ぜひ試してみてください。

あなたでいるために

自分とは違う考え方を知ることで、認知の歪みが修正できます。

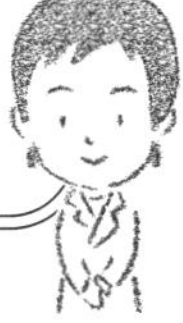

助けを求める勇気をもつ

4

助けを求めることは
「負け」じゃない。
困ったらSOSを出そう。
大丈夫、誰かが必ず
あなたを受け止めて
くれるから。

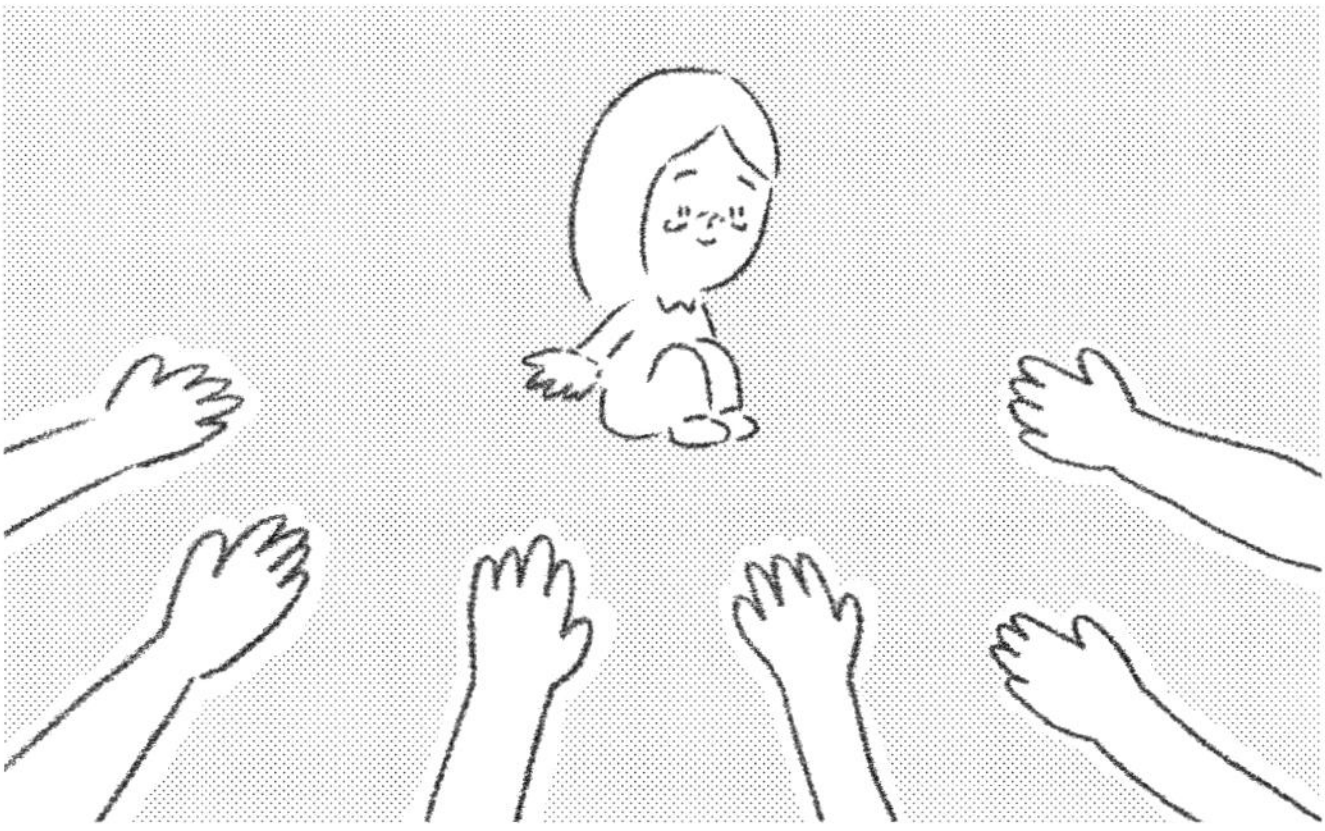

1

躊躇なく助けを求める。
これも技術のうち

どうしてもしんどくて、もういっぱいいっぱい。

そういうときは、誰かにＳＯＳを出しましょう。ＳＯＳを出すということも、セルフケアの大事なスキルです。

「この程度のことで相談してもいいの？」とためらう必要はありません。「そのくらいで甘えるな」と言われたら、別の人を探せばいいのです。

人に委ねることを恐れないでください。

大丈夫、あなたの味方は必ずいます。

元気なうちに
サポーターズリストを
つくっておく

「ひとりで悩んでいてもどうしようもない、誰かにSOSを出そう」と思っても、誰に出せばいいのかが悩みどころですよね。

理想は、あらかじめ、あなたが頼りにできる「**サポーターズリスト**」をつくっておくこと。一緒にいると心が和んだり、元気をもらえる人、何も否定せずに聞いてくれる人、イヤなことを忘れさせてくれる人、そんな人が身近にいますか？

そういう人の名前や連絡先をリストにして、いつでも見られるようにしておきましょう。

それから公的機関や医療機関の相談窓口、カウンセリング機関もチェックしておきましょう。

これらの作業は、とことん落ち込んでからでは難しいので、元気なときにやっておくことをおすすめします。


相談したときに「え、そんなことで悩んでいるの?」という反応をされたらへこみますよね。

「もっとつらい思いをしている人はほかにもいる」とか、「そのくらいで甘えるんじゃない」とか、相談したことを後悔してしまうようなことを言う人もいないとは限りません。


でも、**あなたが感じているつらさは、あなただけのものです。助けを求め**

てはいけないつらさなど、ありません。

また、「あの人のほうががんばっているから、私はまだ大丈夫」などと、他人とつらさを比べる必要はありません。

ひとりで抱えこんでしまうと、どうしても考えが凝り固まってしまいがちです。あなたのつらい気持ちは、誰かと一緒に解きほぐすことで、光が見えてくるかもしれません。

家族や友人が思うように話を聞いてくれなくても、あきらめないでくださ い。見下されたり、お説教されたりしても、「悩む自分が悪いんだ」とは決して考えないこと。「この人とは、今は相性がよくないんだな」くらいに考えて、ほかをあたりましょう。

問題ときちんと向き合って、解決方法を真剣に探し始めたら、必ずあなたの問題を理解してくれる人に巡り合えるはずです。あきらめないで！

あなたが幸せになるために、堂々とヘルプを出しましょう。

もし、利害関係のない人になら相談できるというのであれば、今いる以外の場所で相談してみることをおすすめします。

各自治体の相談窓口やカウンセリングルーム、また、利用方法に気をつければ、オンラインのコミュニティなども、力になってくれることがあるでしょう。

あなたでいるために

あなたのつらさを理解してくれる
サポーターを見つけておこう。

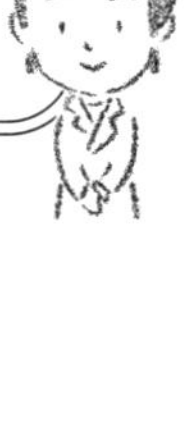

「どうせわかってもらえない」と思うときは危険信号

気をつけたいのは、「どうせわかってもらえない。誰に相談しても、どうせいいアイデアが出てきそうにない。解決策のないことを相談してもしかたがない」などと思っている場合です。

このように感じてしまうときは、かなり疲れていて、考えの幅がせまくなってしまっていると思ってよいでしょう。

とはいえ、「自分で考えても解決できない」＝「突破口がない」ということではありません。同じ状況でも、他者目線で冷静に考えれば解決策が見えてくるということは、可能性としては十分あることです。

でも、疲れているとそのように俯瞰的《ふかんてき》に考えることが難しくなります。

そのままひとりで抱え込んでしまうと、気づいたときにはかなり危ない状態、つまり「希死念慮《きしねんりょ》」（＝死にたいという思い）が強くなっている、ということにもなりかねません。

人に委ねることを恐れないでください。世の中は、あなたを非難する人ばかりではありません。

ひとりに相談してダメだったとしても、あきらめないで別の人に相談してみてください。少なくとも5人くらいはあたってみてください。きっと突破口が見つかるはずだと信じましょう。

この本を読んでいる人の中には、これまで多くの人の相談に乗ってきたという方もいらっしゃるでしょう。それは仕事だったからですか？　お金がもらえるからですか？　見返りなんてなくても親身になって時間を割いて、一緒に考えてきたでしょう。そういう人は、あなただけではないのです。

あなたが心をオープンにすると、そこに伴走してくれる人が必ず現れます。そして、あなたが思いもよらなかったような解決策を提示してくれることがあります。真っ暗で光のない状態にいて、誰にもどうにもできないと思ったときこそ、チャンスです。

相談することを恐れないでください。

あなたでいるために

人に委ねる勇気が、解決の糸口につながることもある。

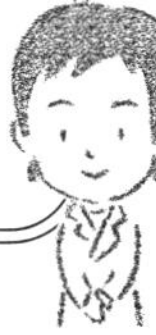

2 専門家に頼ることを、早めに選択肢に入れておく

残念なことですが、精神科医を訪ねるのは恥ずかしい、世間体が悪いと思う人は大勢います。

でも、今や「うつ病は心の風邪」といわれるほど一般的な疾患（実際は、風邪よりも手厚いケアが必要ですが）ですし、世の中の理解も進んでいます。

精神疾患の多くは、早く治療すればより早くよくなり、予後も順調になります。「自分ひとりでは手に負えないかも」と思うなら、早めに精神科にかかりましょう。

「精神科に行ったほうがいいかな？」と思ったときがかかりどき

人に相談しても解決しない、どうしてもしんどくて、自分の手には負えないという場合は、専門医に相談しましょう。

とはいえ、精神科にかかるのははばかられる……という方もいるかもしれません。かくいう私も、精神科医でありながら、精神科を訪れることへのハードルが高く、「死にたい」と毎日のように思うようになってから最初の診察までに、3年もかかってしまいました。

気になるのは、精神科を受診するのはどのタイミングかということですが、**そもそも「精神科に行ったほうがいいかな？」と頭に浮かぶときというのは、自分自身のがんばりに限界が来ていて、誰かの助けが必要だと無意識で感じているとき**です。もう十分にがんばった証拠です。まさにこのときが、受診のタイミングといえるでしょう。

このほか、食事や睡眠など、基本的なサイクルに支障が出ているとき（特に2週間以上続くとき）、普段は習慣的に行なっているようなセルフケア、家事、通勤、通学などがつらくてできなくなっているときは、受診をおすすめします（左ページのチェックリスト参照）。

自分もまわりも「解決策なんてあるわけない！」と思っているときほど、受診することで意外と突破口が見えてくることがあります。

〈精神科受診チェックリスト〉

次のような症状が2週間以上続いていたら、専門家に相談しましょう。

- □ 夜、眠れなくなった
- □ ご飯を食べる量が減った、あるいはまったく食べられない
- □ 体重が減りつづけている、月経がとまった
- □ これまで好きだったことができなくなった
- □ 全然集中できない、イライラする
- □ 死にたい
- □ 自分を傷つけてしまう
- □ 元気すぎて無敵状態のときと、落ち込んで動けないときが交互にくる
- □ 自分に命令してくる声や悪口が聞こえる
- □ 誰かに操られている感じがする
- □ 自分の考えが抜き取られたり、外から入ってきたりする感じがする
- □ 自分の考えがテレパシーみたいに漏れ出ていく感じがする
- □ 自分がとても臭い気がする
- □ 頭の中にイヤな言葉が出てきて、それを打ち消さないと気がすまない
- □ 世界に現実感がなくてベールがかかったみたいにぼんやりする

私も、受診するまでは「どうせ行ってもどうにもならない。自分でなんとかするしかないだろう」と思っていましたが、受診して初めて、自分で考えていただけではわからなかった方法を発見することができ、とても救われました。

心の病気（精神疾患）はその多くが回復します。また、治療を始めるまでの期間が短ければ短いほど、その後の経過が良好だということが知られています。「行ったほうがよさそうだ」と思ったら、できるだけ早く、受診することをおすすめします。

あなたでいるために

手に負えないと思ったら、勇気を出して精神科へ。
治療は早く始めるほど回復も早いよ。

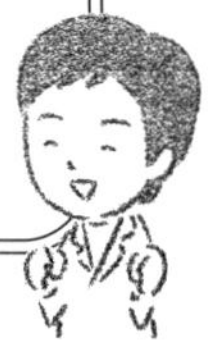

あなたの困りごとを
あなたの言葉で
話せばいい

精神科を受診しようと決めたものの、「診察って何をするのだろう」「何を聞かれるのだろう」と不安なことと思います。

でも、まずは精神科を受診すると決めたあなた自身の勇気を十分に認め、ほめてください。

解決に向かい、新たな一歩を踏み出したのですから！

受診の不安は、おおよその診察の流れを知っておくと、軽減するかもしれません。

初めての診察では、医師が30分から1時間程度お話を聴くことが多いです。病院によっては診察の前に問診票の記入があったり、ソーシャルワーカーや看護師さんがあらかじめお話を聴いたりする場合もあります。

診察は「現在の困りごと」と「それがいつから出てきて、どのように変化しているのか」を聞かれることが中心です。「上手に話さなければ」と、気にする必要はありません。**診察は〝あなたの言葉〟を一番大切にして進められていく**のです。

もし可能なら、**事前に経過を時系列でまとめて紙に書いて持参すると、便利**です。

このほか診療に役立つ情報として、現在の生活の様子、家族のこと、現在飲んでいるお薬なども聞かれることが多いですが、話したくないことは無理に話さなくても大丈夫です。

ひと通り話を聴き終わったら、その後の検査・治療方針や環境の調整方法について医師から提案があります。

だいたいこのような流れです。

病院によって詳細は異なるので、事前に電話で受診の流れを確認しておくのもいいですね。

あなたでいるために

自分の状況をあらかじめ書いておくと便利。話したくないことは話さなくてもOKです。

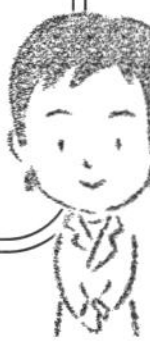

セカンド・オピニオンをもらうのはあなたの権利

精神科の治療は長期にわたることが多く、なかなか改善が見えないと、治療方針に不信感を抱くこともあると思います。

また日本の場合、現状では診察時間が一枠5〜10分程度に設定されていることもしばしばあり、この時間内では十分に思いを伝えられないと感じるかもしれません。

治療方針に疑問がある場合や、見通しが明らかでなく不安に思う場合には、医師やスタッフに伝えましょう。

少し勇気がいることかもしれませんが、精神科の診療は患者さんと医師がそれぞれ縦糸・横糸となって織りなしていくものです。**よりよい治療や納得が得られる治療を創り上げるには、互いの率直な意見交換がキモとなります。**

医師に聞きたいことを聞いて、思っていることや話したいことを話すための補助ツールとして、精神科医らが開発した「**質問促進パンフレット**」が公開されています（https://decisionaid.tokyo）。ぜひ活用して、診察の場を有意義なものにしてください。

伝えたいことをまとめたメモや、短い手紙などを持参するのもいいですね。

もし診察中に納得のいかないことや直接伝えづらいことなどがあれば、看護師さんや相談員さん、ソーシャルワーカーさんなど、病院のスタッフに伝えるのもひとつです。

もちろん、セカンド・オピニオン（担当医以外の第三者的立場の医師に意見を求めること）を受けるために、ほかの病院を受診するという選択肢もあります。患者さんの権利として保証されていますので、セカンド・オピニオンを受けたからといって不利益を被ることはありません。どんどん活用しましょう。

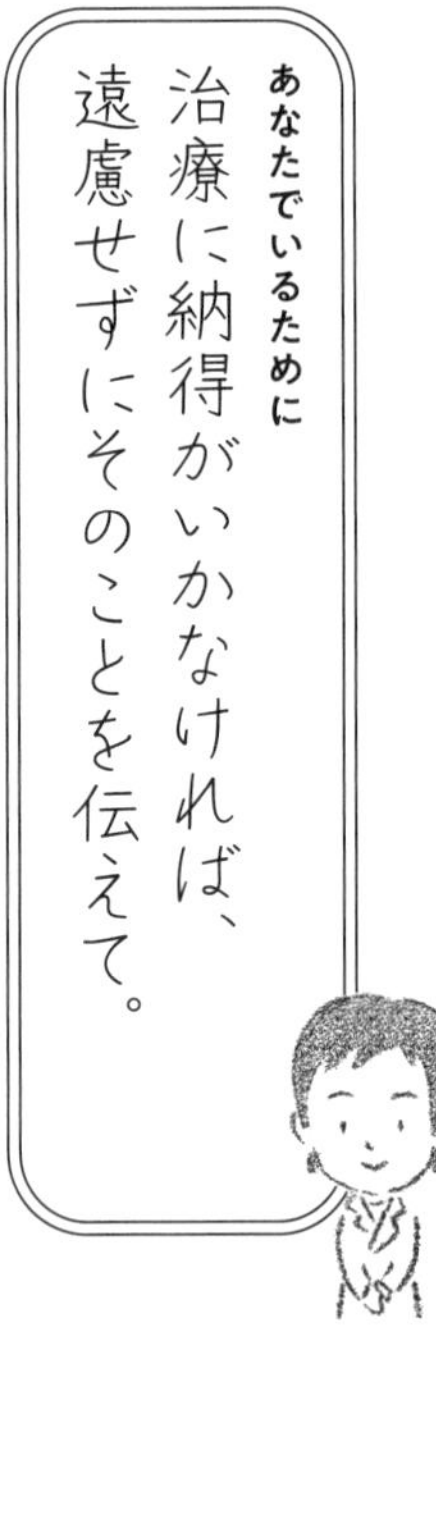
あなたでいるために
治療に納得がいかなければ、
遠慮せずにそのことを伝えて。

3 「心のお助けノート」があなたを救う

最後に、ＰＣＯＰ（ピーコップ=Psychological Crisis Coping Plan：心理的危機対応プラン）を応用したセルフケアの方法を紹介します。

ピーコップは臨床心理学者のクレイグ・Ｊ・ブライアン博士が米国軍人の自殺対策のために開発した方法を、評論家の荻上チキさんと私が日本版にアレンジして、無償頒布しているものです。

そのエッセンスをお伝えするので、心が落ち込んで何もする気力がなくなってしまう前の比較的元気なときに、あなたを救う「心のお助けノート」をつくっておきましょう。

心が元気なときに
用意しておく
緊急避難法

PCOP《ピーコップ》（心理的危機対応プラン）は、あなただけの小さなノートをつくるところから始めます（スマホのメモ帳を利用してもOK）。仮に「心のお助けノート」と命名しましょう。

そのノートには、心が危機に陥ったときにすぐに役立つ情報を、あなた自身が書き込んでおきます。それを肌身離さずいつも持ち歩いて、つらいことがあったときは「いつものあれを見返そう」と、取り出してほしいのです。

本当につらくて落ち込んでいるときは、頭が働かなくなってポジティブな行動はできなくなりますから、心のお助けノートは元気なときにつくっておきましょう。

「心のお助けノート」に書いておくのは、次の5項目です。

①警告サイン
②コーピングレパートリー
③生きる理由
④サポーター
⑤緊急連絡先

一つひとつ説明しましょう。

①警告サイン

ものすごくつらいとき、心の状態が危ういときに、心や体に現れるサインのことです。特定の状況でしんどくなりやすい場合は、その状況にいること自体がサインになることもあります。

警告サインは、出たら直ちに②のコーピングレパートリーや③の生きる理由を使ってセルフケアをしてください、という合図です。

たとえば、心に現れるサインとしては、「自分はダメだ」「死んだほうがいい」などネガティブな考えが止まらない、後悔することばかり思い浮かぶというようなことです。

体に現れるサインとしては、心臓がどきどきする、震えが止まらない、息が苦しくなる、涙が止まらない、自分を傷つけるような行為をしてしまうなどがあります。

また、特定の誰かを見かけたとき、夜ひとりで部屋にいるときなど、「状況」がサインとなることもあります。

サインは人それぞれ違います。自分にとってのサインを思いつく限り、書き出しておきましょう。

②コーピングレパートリー

自分で自分の気持ちをコントロールし、セルフケアをするための行動（コーピング）をリスト化したものです。

強いストレスを感じたとき、激しい不安や恐怖にかられているときに、コーピングレパートリーのうち、どれでもいいから実行することで、気持ちを落ち着けることができます。

コーピングには、

- 行動コーピング＝体を動かしたり何か行動を起こす
- 認知コーピング＝考え方やとらえ方を変える

という2つの方法があります。

たとえば行動コーピングは、3章でも紹介した「10秒息を止める」「だらだらする」「外に出て歩いてみる」などがあります。
認知コーピングは、「あなたはよくがんばっている」と自分をほめる、「今から後悔してもしかたがない」とあきらめる、「ま、いいか」と状況を受け入れるなど、考え方を変えることが挙げられます。

ちなみに、私の「心のお助けノート」にはこんなコーピングレパートリーを書いています。

■いつでもどこでもできるコーピングレパートリー

- 10秒くらい息を止める
- サポーター（応援してくれる人）を思い浮かべる
- とりあえず呪文を唱える（般若心経の一節など）

■ちょっと時間があるときのコーピングレパートリー
・頭の中のぐるぐるした考えを紙に書き出す
・「こころコンディショナー」（221ページ）をやる
・好きなラジオやポッドキャストを聴く
・ポジティブ人間もしくは一国の姫になったつもりでふるまう
・カフェでチャイティーラテを飲む
・ChatGPTと対話する

■頭の中でできるコーピングレパートリー
・背中がぺりぺりあいて脱皮する様子をイメージする
・本当は一度死んでいて、今は余生を生きていると考える
・「私も、ほかの人と同程度には尊重されてよい」と考える
・「どうせ50年後にはみんなだいたい死んでいる」と考える
・「人生は短いのでイヤな人にかかずらっている暇はない」と考える

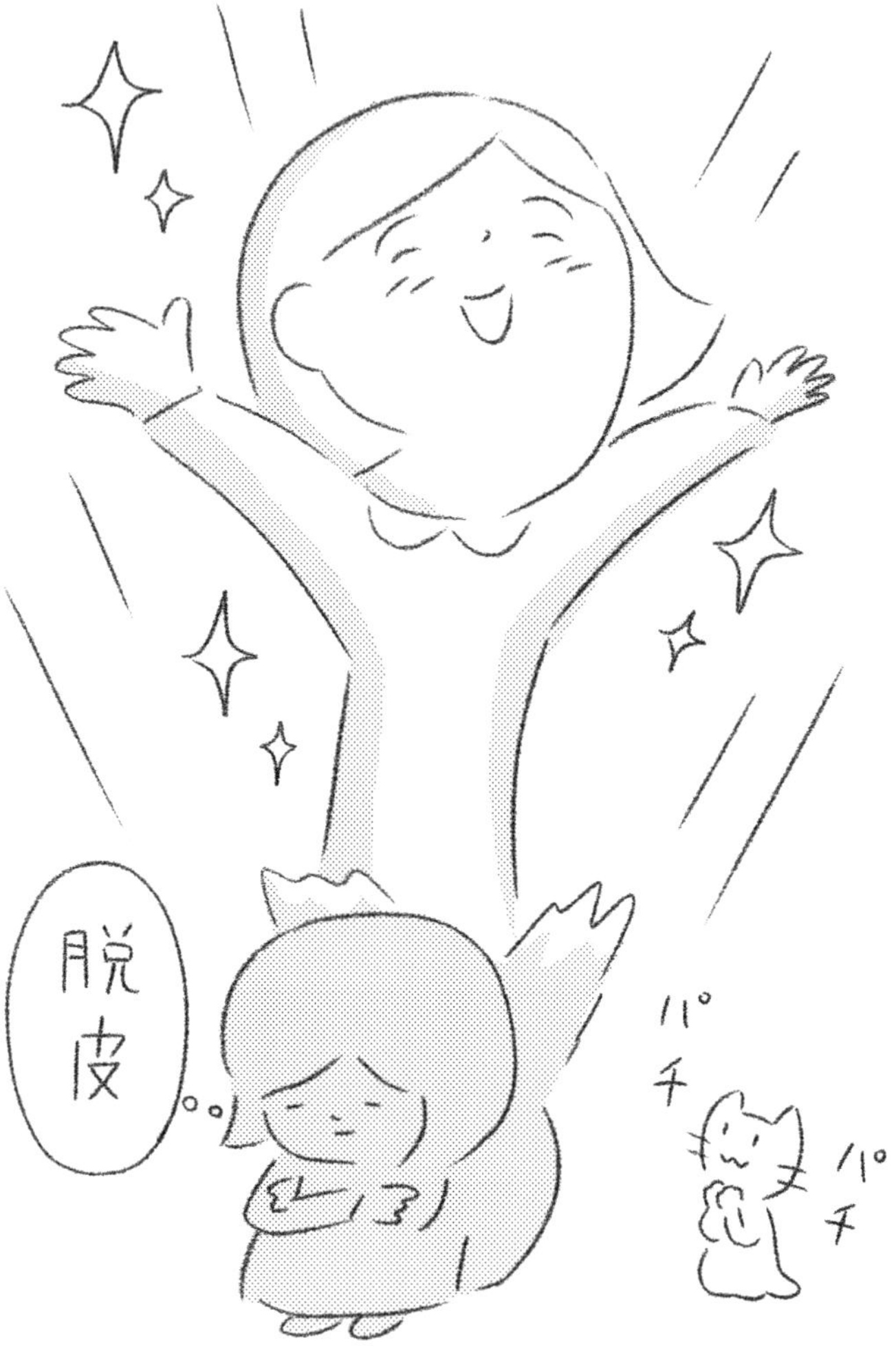
脱皮
パチ
パチ

こんな感じです。書き方も内容も自由。簡単ですよね？
これを、最近ではスマホのメモ帳に書いていつも持ち歩いています。心がしんどいな、と思うときは実際にやってみたり、ただ眺めたりしているだけでも元気が出てきます。

一度書いたら終わりではなくて、「こういうことをしたら気持ちが晴れた、元気になった」ということがあれば、新しく書き加えたりもしています。

コーピングは質より量。難しく考えず、すこしでも自分が夢中になれること、ふと客観的になれそうなこと、「ちょっとやってみてもいいか」と思えること、前向きになれることがあれば、コーピングレパートリーに書いておきましょう。

とことんまで落ち込んだときは、心に余裕がなく前向きなことが考えられなくなるものです。だから、コーピングレパートリーは、ぜひ元気なときに考えておきましょう。

そして、いざ落ち込んだときにさっと取り出して眺めれば、どん底まで落ち込む前に気分を上げることができます。

③生きる理由

死にたい理由を探すのは簡単ですが、生きる理由って案外思いつかないものです。だから、これも元気なときに書いておきましょう。「もう死にたい」と思うほど落ち込んでいるときに、このリストが役に立ちます。

たとえば
「あと5分だけ生きよう」

「とりあえず明日までは生きよう」

「〇〇をやり遂げるまでは死なない！」

「将来〇〇になる夢をかなえるまでは死なない！」

など、**生きる勇気がわいてくる言葉**なら何でもかまいません。

悩んだときやしんどいときには、考えの幅がせまくなり、なかなかいい方法が思いつきません。少しでも気分がマシなときにメモに書いておいて、セルフケアの準備をしておくことをおすすめします。

④サポーター

あなたがつらいときに、サポートしてくれそうな人をリストにしておきます。家族、友人、同僚など、あなたが一緒にいて心地よい人、批判せず話を聴いてくれる人などでしょうか。ひとりでなく、複数いてもかまいません。**実在の人物や身近な人でなくても、会ったことのない人でもかまいません。憧れの人、故人、推しの人もあり**です。

思い浮かべてホッとする人を書いて眺めると、安心感がわいてきます。

連絡先がわかるなら連絡先も書いておきましょう。本当につらくなったときに、実際に連絡をして、助けを求めるために必要です。

とはいえ、必ず連絡をしなければならないわけではありません。また、連絡したときに「しんどい」ことを伝えなくてもいいのです。

⑤緊急連絡先

本当に心がつらいときは専門家に頼りましょう。「こんなことで連絡していいの？」とためらうことはありません。専門家の人たちは、あなたのように困っている人を助けるプロです。積極的にヘルプを出していいのです。

本当に困ってから連絡先を探すのは大変ですし、その気力もないかもしれないので、これも元気なうちにリストをつくっておきましょう。

身近な医療機関やカウンセリンググルームの連絡先のほかに、259ページのような連絡先も活用してみてください。念のため、119番もリストに入れておきましょう。

そのくらい書かなくても……と思うかもしれませんが、実際に119番に電話をするのは勇気がいるものです。リストに書いておけば、ひとつハードルが低くなります。

「心のお助けノート」は一度つくったらおしまいではなく、毎日見返すのがポイントです。可能なら元気なときにもコーピングの中のひとつをやってみて、体や頭になじませておきましょう。

繰り返しますが、コーピングは質より量。効果的なコーピングを書き加えたり（コーピンレパートリーの例を256〜258ページに掲載しています）、サポーターのリストを更新したり、こまめにメンテナンスをします。

持っているだけで安心できる自分だけのノートに育てていきましょう。

●**見る・眺める**
お気に入りの写真、昔のアルバム、昔の写真、旅行の写真、いきたい国の写真、美しい景色をインターネットで検索、好きなアイドルやタレントの画像、ペットの写真、恋人や家族の写真。

●**食べたり飲んだりする**
お茶やコーヒーをゆっくりいれて味わう、コンビニで甘いものを買う、いつもより少し高級な食べ物や飲み物を楽しむ、手間のかかる料理をつくる、初めての料理に挑戦する、初めての店にいく。

●**自然に触れる**
花や植物を眺める・触る、花を生ける（雑草でもOK）、植物を育てる、公園で自然を眺める、木々のざわめきに耳をかたむける、花屋へ行って花を眺める、植物園に行く、青空と雲を眺める、夕日が沈むまで見続ける、星空を見る。

●**自分を癒す**
お風呂に入る、寝る、指圧をする、アロマやお香をたく、マッサージに行く、瞑想する、大きく深呼吸する、鏡に向かって笑顔をつくる、思いっきり泣いてみる、「大丈夫だよ」と言ってみる、自分を抱きしめてみる、好きな言葉を繰り返し唱える、今の気持ちを書き出してみる、この先やること、やってみたいことを書いてみる、今まで書いたものを読み返す、手紙を書く、自分の夢を書き出す。

●**目を閉じてみる**
周囲の音に耳を澄ます、足の裏の感じを味わってみる、体の各部分の感じを味わってみる、食べものの味を味わってみる、香りを味わってみる、楽しいことを空想する、なりたい自分を想像する、好きな人を思い浮かべる。

○認知（考え方／とらえ方）コーピング

○**考え方を変えてみる**
「プラスの面に目を向けよう」「このくらいですんでよかった」「引き出しが増えた」「逆にラッキーだった」「いい勉強をさせてもらえた」「自分のためを思ってくれたのかもしれない」「あの人にもいいところはある」「前に助けてもらったからこれでおあいこ」「自分も他人のことは言えない」、いい面も悪い面も両方考えてみる、次にどうするか考える。

〈コーピングレパートリーの例〉

●行動コーピング

●趣味を楽しむ

粘土、折り紙、ビーズ、あやとり、けん玉、釣り、囲碁、将棋、プラモデル、楽器、カメラ、絵を描く、編み物、バードウォッチング、天体観測など。

●おしゃれをする

メイクの練習をする、服の組み合わせを考える、マニキュアを塗る、口紅を塗る、好きな靴を履く、髪の毛をセットする、アクセサリーをつける。

●家事をする

掃除をする、洗濯をする、洗濯物を干す・たたむ、洗いあがった洗濯物の匂いをかぐ、料理をする、ストックおかずをつくる、野菜を刻む、窓拭き、本棚の整理、引き出しの中の片づけ、鍋や食器をひたすらみがく、クローゼットの整理、庭に水をまく、洗車をする、不用品を捨てる。

●体を動かす

散歩、筋トレ、ウォーキング、ジョギング、なわとび、腕立て伏せ、腹筋、スクワット、ストレッチ、ヨガ、ダンス、泳ぐ、ラジオ体操、曲に合わせてなんとなく踊る。

●発散する

ベッドを殴る、枕を壁に叩きつける、棒を振り回す、号泣する、大声で歌う、新聞紙を破る、シャドーボクシングをする、クッションに顔を埋めて大声を出す、クッションを叩く・投げる、いらない紙を思い切って破る、目の前の空気をパンチする。

●どこかへ行く

カフェ、公園、神社、お寺、映画、本屋、図書館、銭湯、温泉、洗車、カラオケ、CDショップ、ペットショップ、遊園地、テーマパーク、デパート、ショッピングモール、ハイキング、登山、ドライブ、キャンプ、旅行、ライブ、フェス、ウィンドウショッピング、近所を散歩、となりの町まで歩く、人混みの中にいく、目的の場所までできるだけゆっくり歩く。

●だれかと交流する

だれかに一緒にいてもらう、悩みを聞いてもらう、ぐちをこぼす、やりたいことを聞いてもらう、世間話をする。

○あきらめる・忘れる
「もうどうしようもない」「今はどうにもならない」「これはどうすることもできない」「気にしない、気にしない」「打つ手がないからしかたない」「考えても意味がない」「この件は忘れる方向で」「さっさと次のことを考えよう」、あまり考えないようにする、無理にでも忘れようとする。

○問題を整理する
頭の中を整理する、原因と対策を分析する、問題を細かく分けてみる、対策できるのか・できないのかを見極める、今できることを考える、優先順位をつける。

○人とのつながりを確認
「あの人なら相談に乗ってくれる」「あの人ならわかってくれる」「あの人も力になってくれる」「いつでも連絡がとれる」「なにがあっても家族だけは味方」「支えてくれる恋人もいる」「親友と呼べる人もいる」「ペットも話し相手になってくれる」「自分はたくさんの人に囲まれている」「仲間が大勢いる」「自分はひとりじゃない」

○問題を受け入れる
「ま、いっか」「そんなこともあるさ」「大丈夫、大丈夫」「それでいいよ」「起きちゃったものはしかたない」「こういうもんだよ」「だからどうした」「どうってことない」「なんとでもなる」「なるようになる」「なるようにしかならない」「気にしない気にしない」「次、がんばればいいじゃん」「きっと笑えるようになる」「そのうちいいことある」「ドンマイドンマイ」「時が解決してくれる」

○自分をほめる・励ます
「がんばっているよ」「よくやっているよ」「よくここまでできたね」「すごいね」「やるじゃん」「みんな評価してくれているよ」「私はあなた（私）が好きだよ」「私はあなた（私）を信じてる」

○自分をねぎらう
「よしよし」「大丈夫だよ」「大変だったね」「つらいよね」「しんどいよね」「がんばったね」「よくやったよ」「疲れてない?」「がんばりすぎてない?」「少し、休んだら?」「もうがんばらなくていいよ」

○だれかのせいにしてみる
「もうやってらんねー」「ぜんぶあいつのせいだ!」「自分は悪くない!」「自分は正しいことをした!」「やめちまえ!」

「心理的危機対応プラン『PCOP』　日本語版リーフレット」より抜粋。なお、PCOPのコーピングレパートリーは、伊藤絵美『自分でできるスキーマ療法ワークブック』BOOK1（星和書店）、伊藤絵美『コーピングのやさしい教科書』（宝島社）を参考にしています。

〈困ったときの相談窓口〉

#いのちSOS（NPO法人 自殺対策支援センターライフリンク）

0120-061-338

おもい　ささえる（フリーダイヤル・無料）

よりそいホットライン（一般社団法人 社会的包摂サポートセンター）

0120−279-338

つなぐ　ささえる（フリーダイヤル・無料）

岩手・宮城・福島県からは0120-279-226

こころの健康相談統一ダイヤル

0570-064-556

おこなおう　まもろうよ　こころ（ナビダイヤル）

こころのほっとチャット　～SNS相談～

LINE:@kokorohotchat

〈注釈〉

＊1：Dohmatob, E., Dumas, G., & Bzdok, D. (2020). Dark control: The default mode network as a reinforcement learning agent. HUMAN BRAIN MAPPING, 41(12), 3318-3341.

＊2：Sheline, Y. I., Barch, D. M., Price, J. L., Rundle, M. M., Vaishnavi, S. N., Snyder, A. Z., ... & Raichle, M. E. (2009). The default mode network and self-referential processes in depression. Proceedings of the National Academy of Sciences, 106(6), 1942-1947.

＊3：Tang, Y. Y., Hölzel, B. K., & Posner, M. I. (2015). The neuroscience of mindfulness meditation. nature reviews neuroscience, 16(4), 213-225.

＊4：Davies, C., Knuiman,M., & Rosenberg, M.(2016). The art of being mentally healthy: a study to quantify the relationship between recreational arts engagement and mental well-being in the general population. BMC Public Health, 16, 15.

＊5：Beauchet, O., Cooper-Brown, L. A., Hayashi, Y., Deveault, M., Ho, A. H. Y., & Launay, C. P. (2021). Health benefits of "Thursdays at the Montreal Museum of Fine Arts": Results of a randomized clinical trial. Maturitas, 153, 26-32.

＊6：Beauchet, O., Matskiv, J., Galery, K., Goossens, L., Lafontaine, C., & Sawchuk, K. (2022). Benefits of a 3-month cycle of weekly virtual museum tours in community dwelling older adults: Results of a randomized controlled trial. Frontiers in Medicine, 9, 2273.

＊7：Mastandrea, S. (2019). Emotional Education through the Arts: Perception of Wellbeing. Journal of Educational, Cultural and Psychological Studies (ECPS Journal), (20), 203-214.

＊8：Grossi, E., Tavano Blessi, G., & Sacco, P. L. (2019). Magic Moments: Determinants of Stress Relief and Subjective Wellbeing from Visiting a Cultural Heritage Site. Culture, Medicine, and Psychiatry, 43(1), 4-24.

＊9：Nawijn, J., Marchand, M. A., Veenhoven, R. and Vingerhoets, A. J. (2010). Vacationers Happier, but Most not Happier After a Holiday. Applied Research in Quality of Life, 5(1), 35-47.

おわりに

この本を手に取ってくださって、ありがとうございます。

手に取ってくださったということは、何かしら「あなたのまま」でいられないような、しんどい状況の中にあるのかもしれません。そのような状況から脱出するときの大きな壁のひとつが「どうせどうにもならない」という無力感、あきらめです。でも「読もうかな」と思ってくださったということは、そこから抜け出そうとする決意がすでに整っているということです。すごいことですよね。私もとても嬉しいです。ありがとうございます。

この本は、どこから読んでも大丈夫なように構成されています。そのときの弱り具合によって、ラクに読めるところから読んでいただければいいのかなと思います。矢部太郎さんの素敵な絵だけ眺めるのも、大いにありです。

だいたいは、私が私自身に向けて「今日はこう考えてちょっと生きよう」とゆるく叱咤激励するために書いたメッセージなので、これが書籍化されるというのは、内臓を差し出すようなエグ味があります。しかしオファーをいただいたので、恥の念もありつつ、そっと差し出しております。

冒頭にも書きましたが、「あなたのまま」という言葉は、聞こえはいいのですが、実際のところ「自分から目を逸らさない」という意味では、それなりに厳しい言葉だと思っています。それに、自分に嘘をつかないこと、そして自分を優先していたわることは、それを敢えて「しない」ことで過酷な環境から自分を守っている人、あるいは守ってきた人にとっては、とても難しいことです。

まだ過酷な環境にいる人は、真っ先に逃げてもらいたいと思います。なんとか最前線からは逃げられた人は、これまでよくご自身を守ってこられました。祝杯を上げたら、そのあとは存分にご自身をかまってあげましょう。あなたの心は、あなたのいたわりを待っています。おいしいごはんをあげて、お散歩に連れて行き、安寧《あんねい》に寝かせてあげましょう。

不安なとき、怖がっているときは、大丈夫だよ、今は安全だよ、と声をかけてあげましょう。ヤリが降ってきたときはしっかりと避難して、「あのヤリは、あなたが受け取る義務も価値もない」と伝えましょう。ケガをしてしまったら、清潔なガーゼを当てて、早く治りますようにと祈りましょう。もう、ありとあらゆる恐ろしい可能性を想定することで、心を守る必要はありません。

ときには、また元に戻ってしまった、自分はなんてダメなやつなのだと思うこともあるでしょう。でも、それは決して「同じ」状況ではないのです。あなたが前に進もうと決意したその日から、あなたの歩む道は、らせん状に上昇に向かっています。たとえ同じ景色に思えたとしても、それは確実に次の高度へ向かうプロセスです。だから慌てず絶望せず、手当てできそうなところは手当てして、今日の一瞬一瞬をすごしましょう。必要なときには、必要なリソースを使いましょう。

そっと呼吸に意識を向けると、そこには凛としたあなた自身が広がっています。どうか「あなたのまま」で、あなた自身の美学を最大限に活かして、生きていけますように。たおやかにしなやかに、やわらかい感覚のままで、自分で自分を守れますように。そして、願わくは、私も追随できますように。

最後にお礼を。ほっこりすてきであたたかな、心を包み込むようなイラストを描いてくださった矢部太郎さん。以前の書籍のときから引き続き、ネガティブになる私をいつもほめて励ましてくださった、石井栄子さん。この本のコンセプトを熱く語り、惹き込んでくださった主婦と生活社の池上直哉さん。デザイナーの三木俊一さん。そして、このあとがきを書くために私を漫画喫茶に送り出してくれた家族。校正の方々、印刷の方々、流通の方々。そのご家族の方々。職場のみなさま。想像力が乏しくて及びませんが、すべてのみなさま。ほんとうに、ありがとうございました。

増田　史

増田史 ますだ・ふみ

精神科専門医、医学博士。2010年に滋賀医科大学医学部を卒業後、大学院時代から徐々にうつ状態となり、精神科を受診。適応障害と診断される。休職やカウンセリングで少しずつ回復し、今も回復途上。2021年より滋賀医科大学精神科助教。児童思春期分野を中心とした臨床を行なうほか、神経発達症の感覚特性に関する研究などに取り組んでいる。2児の母であり、常に疲労感がある。児の長期休み中には特に顕著となる。著書に『10代から知っておきたいメンタルケア しんどい時の自分の守り方』(ナツメ社)など。

イラスト 矢部太郎
デザイン 三木俊一(文京図案室)
編集協力 石井栄子
DTP 東京カラーフォト・プロセス株式会社
校正 株式会社東京出版サービスセンター
編集 池上直哉

あなたのままで、大丈夫。
精神科医が教える自分で自分をケアする方法

著者 増田史
編集人 栃丸秀俊
発行人 倉次辰男
発行所 株式会社主婦と生活社
〒104-8357 東京都中央区京橋3-5-7
Tel 03-5579-9611(編集部)
Tel 03-3563-5121(販売部)
Tel 03-3563-5125(生産部)
https://www.shufu.co.jp
製版所 東京カラーフォト・プロセス株式会社
印刷所 大日本印刷株式会社
製本所 小泉製本株式会社
ISBN978-4-391-16025-3